சித்த மருத்துவத்தின் சிறப்பு - பெருமருந்துகள்

மருத்துவர் தி.சசிப்ரியா

SHANLAX
#SINCE1990
SHANLAX PUBLICATIONS

நூல் விபரப் பட்டியல்

நூலின் பெயர்	:	**சித்த மருத்துவத்தின் சிறப்பு - பெருமருந்துகள்**
ஆசிரியர்	:	**மருத்துவர் தி.சசிப்ரியா**
ISBN	:	978-93-95422-32-1
பதிப்புரிமை	:	ஆசிரியருக்கே
மொழி	:	தமிழ்
பதிப்பு	:	முதல் பதிப்பு, நவம்பர், 2022
விலை	:	₹220/-
நூல் அளவு	:	Demmy
பக்கங்கள்	:	91
பதிப்பகம்	:	சான்லாக்ஸ் பதிப்பகம் 61,T.P.K மெயின் ரோடு, வசந்த நகர், மதுரை – 3.

இந்நூலைப் பற்றி

"தாயே தமிழே உனக்கு என் முதல் வணக்கம்"

என்னுடைய இந்த "சித்த மருத்துவத்தின் சிறப்பு – பெருமருந்துகள்" நூல் வெளிவர உறுதுணையாய் நின்ற என் பெற்றோர்கள் திரு. திரவியசுந்தரம் மற்றும் திருமதி. கலாவதி அவர்களுக்கு என் நன்றியை உரித்தாக்குகின்றேன்.

சித்த மருத்துவம் பல தன்னிகரற்ற சிறப்புகளை தன்னுள் கொண்டுள்ள போதும், அவற்றுள் வியத்தகு சிறப்பாக விளங்குவது பெருமருந்துகளின் செய்முறைகளாகும்.

அத்துணை எளிதில் பக்குவப் படுத்தி பயன்படுத்த இயலாத பலவித தாதுச் சரக்குகளை (உலோகம், பஞ்சசூதம், பாடாணம், உபரசம், நவமணி, காரசாரம் மற்றும் சீவப்பொருட்கள்) பயன் படுத்தி மருந்தாக்கும் சில முறைகளைப் பற்றி விவரித்து உள்ளேன்.

மேலும் சித்த மருத்துவத்தில் தாதுச் சரக்குகளை கொண்டு அநேக மருந்து செய்முறைகள் இருந்த போதிலும், நான் இங்கு பற்பம், செந்தூரம், சுண்ணம், களங்கு, மெழுகு மற்றும் குழம்பு இவற்றை பற்றி மட்டும் விளக்கியுள்ளேன்.

இந்த நூலை வாங்கி ஆதரிக்கும் நண்பர்கள், இந்நூலின் மீதான ஆக்கபூர்வமான விமர்சனங்களையும் முன்வைத்தால் என் பணி செழுமையடையும்.

மின் அஞ்சல் முகவரி : siddhasasi @gmail.com

சான்லாக்ஸ் புத்தக நிறுவனம் இந்நூலை நல்ல முறையில் அச்சிட்டு வெளியிட்டதற்கு என் நன்றி!

ஆசிரியரைப் பற்றி...

இப்புத்தகத்தின் ஆசிரியராகிய நான் மரு.தி.சசிப்ரியா, திருநெல்வேலி மாவட்டத்தை பூர்வீகமாகக் கொண்டவர். எனது பள்ளிக் கல்வியை நெல்லை மாவட்டம் தூயசவேரியார் மேல்நிலைப் பள்ளியில் பயின்றேன். பின்னர் எனது இளநிலை சித்த மருத்துவத்தை 2011-2017ஆம் ஆண்டில் பாளை அரசினர் சித்த மருத்துவக் கல்லூரியில் பயின்றேன். மேலும் முதுநிலை சித்த மருத்துவத்தை சென்னையில் அமைந்துள்ள தேசிய சித்த மருத்துவ நிறுவனத்தில் 2017-2020 ஆம் ஆண்டில் பயின்று முடித்தேன்.

தற்போது சென்னையில் அமைந்துள்ள ஸ்ரீ சாய்ராம் சித்த மருத்துவக் கல்லூரி மற்றும் ஆராய்ச்சி நிறுவனத்தில் விரிவுரையாளராக பணிபுரிந்து வருகிறேன். சித்த மருத்துவத்தின் பெருமைகளைக் குறித்து மாணவர்களுக்கும், பொதுமக்களுக்கும் எடுத்துரைக்கும் பணியில் வெளிவரும் எனது இரண்டாவது நூல் இதுவாகும்.

நன்றி!

என்றும் மருத்துவ பணியில்

மரு.தி.சசிப்ரியா. M.D (S)

பொருளடக்கம்

பகுதி-1

பெருமருந்துகள்

சித்த மருத்துவத்தில் தாது சரக்குகளை பயன் படுத்தி செய்யப்படும் சில மருந்து முறைகளுக்கு "பெரு மருந்துகள்" என்று பெயர். மேலும், இவை சித்த மருத்துவத்தின் பெருமையை பறை சாற்றும் விதமாக அமைந்துள்ளன. அவை பின் வருமாறு.

1. பற்பம்
2. செந்தூரம்
3. சுண்ணம்
4. களங்கு
5. கட்டு
6. குரு குளிகை
7. பதங்கம்
8. குழம்பு
9. மெழுகு
10. உருக்கு

இனி இவற்றுள் சிலவற்றின் பண்பியல், செயல்முறை, பயன்கள் மற்றும் இதர குணநலன்களைப் பற்றி ஆராய்வோம்.

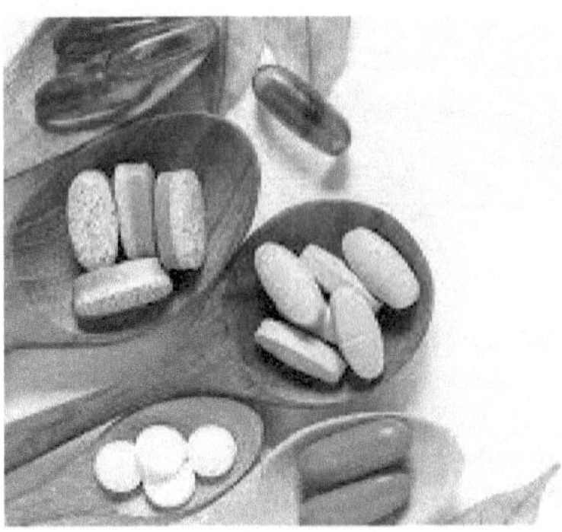

பகுதி-2

பற்பம்

இயல்

"பற்பம்" என்பதற்கு **"நீறு"** அல்லது **"சாம்பல்"** என்று பொருள். இம்மருந்துச் செய்முறையால், பக்குவப்படுத்தப்பட்ட மருந்துகள் பெரும்பாலும் வெண்ணிறமாகவே அமைவதால், இவைகள் இப்பெயரைக் கொண்டே குறிப்பிடப்படுகின்றன. பற்பங்கள் புடமிட்டுத் தயாரிக்கப்படுகின்றன.

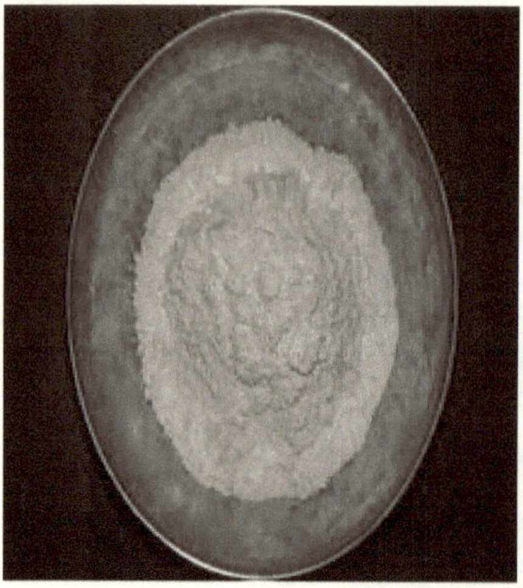

பற்பம்

மிகக் கடினமானவையும், எளிதில் உட்கொள்ள முடியாதவையுமான உலோகங்கள், பாடாணங்கள், உபரசங்கள், (அதாவது ரஸங்கள், மஹாரஸங்கள், உபரஸங்கள், சாதாரண ரஸங்கள், நவரத்தினங்கள், உபரத்தினங்கள், லோகங்கள்) போன்றவற்றைச் சில மூலிகைச் சாறுகளாலாவது, உப்புப் புகை நீரினாலாவது (திராவகங்கள்), செய நீரினாலாவது அரைத்தாவது, அரைத்துப் புடமிட்டாவது, எரித்தாவது, ஊதியாவது வெளுக்கும்படிச் செய்து எடுத்துக் கொள்வதே இதன் செய்முறையாம்.

செய்முறை

பற்பம் செய்யும் செயல்முறையானது, i) “சோதனம்” (சுத்தி செய்தல்), ii) “மாரணம்” (மடியச் செய்தல்) என்ற இருபெரும் பிரிவுகளைக் கொண்டது.

சுத்தி செய்தல்

புடமிட வேண்டிய மருந்துப் பொருள்களின் பால் இயற்கையாகவும், பலவிதமான செயற்கைக் காரணங்களாலும், அமைந்துள்ள கசடுகளைக் குறிப்பிட்ட சில செயல்முறைகளுக்கு உட்படுத்தி அவற்றை அகற்றுவதை, “சோதனம்” (சுத்தி செய்தல் அல்லது தூய்மையாக்கல்) என்பர்.

மாரணம்

மேற்கூறிய முறைப்படி தூயதாக்கியவற்றைப் பற்பல மூலிகைச் சாறுகள் அல்லது உப்புப் புகை நீர்கள் (திராவகங்கள்), செய நீர்கள் போன்றவற்றால் அரைத்து, முறைப்படி பன்முறை புடமிட்டு, நீறாக்குவதை “மாரணம்” (மடியச் செய்தல்) என்றும் கூறுவர். (நீறு = சாம்பல்).

பழுக்கக் காய்ச்சி குறிப்பிட்டதொரு திரவத்தில் தோய்த்தல், சாறுகளில் (அ) நீர்ம ஊடகங்களில் ஊற வைத்தல் என பொருள்களுக்கேற்ப சுத்தி முறைகள் பல்வேறு வகைப்படும். ஆனால் பற்பமாக மாற்றும் மாரண முறை, சற்றேறக்குறைய எல்லாப் பொர்ருட்களுக்கும் பொதுவானதே. ஏனெனில், அவைகள் எல்லாமே புடமிடும் செய்முறையால் பற்பமாக்கப்படுகின்றன. புடமிடும் செய்முறையைப் பற்றிதொரு குறிப்பு பின்வருமாறு:

புடமிடுதல்

இஃது வரட்டியின் உதவியால் எரிக்கப்படும் ஒரு எரிப்பு திட்டமாகும். இதன் துணைக் கொண்டு பற்பங்கள், செந்தூரங்கள் போன்றவை தயாரித்துக் கொள்ளப்படுகின்றன.

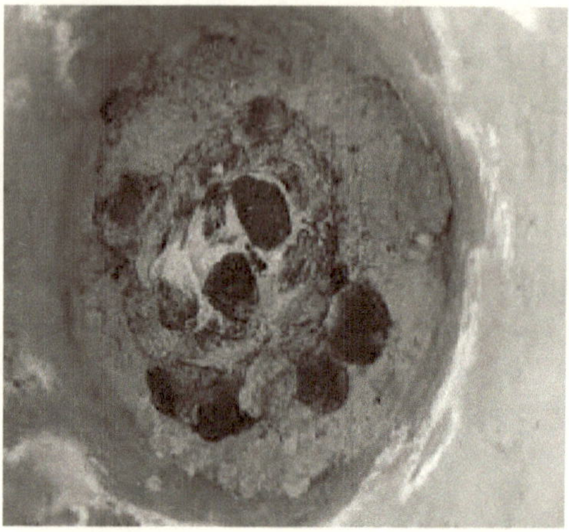

வரட்டிகளைக் கொண்டு புடமிடுதல்

இ.்.து ஏழுவகைப்படும். அவற்றின் விபரம் கீழ் வருமாறு:

புட விவரம்	எரு எண்ணிக்கை
1. காடைப்புடம்	எரு ஒன்று
2. கவுதாரிப்புடம்	எரு மூன்று
3. குக்குடப்புடம் (சேவற்புடம்)	எரு பத்து
4. வராகபுடம்	எரு ஐம்பது
5. கெஜபுடம்	எரு ஆயிரம்
6. மணல் மறைவுப்படம்	எரு தொண்ணூறு
7. பூமிப்புடம்	ஆட்டெரு அகல நீளம் நான்கு விரற்கடை

இதனை கீழ்க்காணும் செய்யுளால் அறியலாம்

"விள்ளுகிறேன் புடபாகம் செப்பக் கேளாய்
மேலான காடையொன்று கௌதாரி மூன்று
தள்ளுவாரோ குக்குடமோ எருவீரைந்து
சதுரமாம் வராகப்புடம் ஐம்பதாகும்
உள்ளபடி கெஜபுடந்தானீரைந் நூறு
உத்தமனனே மணல்மறைவுக்காம் எருத்தொண்ணூறே
அள்ளவே பூப்புடத்துக் கெருவைக்கேளாய்
ஆட்டினெரு நான்கு விரற்கிடைதானாமே"

மேற்கூறிய புடங்களில்லாமல், கீழ்காணும் புடங்களும் நடைமுறையில் உபயோகத்திலிருக்கின்றன.அவையாவன

1. **உமிப்புடம்** : இது உமியிற் புதைத்து வைத்து எடுத்தலும், உமியிற்புடமிட்டு எடுத்தலுமாம்.
2. **தானியப்புடம்** : இது முடிந்த மருந்தை நெல்லுக்குள் குறிப்பிட்ட நாளளவு புதைத்து வைத்திருந்து எடுத்தலாம்.
3. **சூரியப்புடம் :** இது வெயிலிற் காயவைத்து எடுத்தல்.
4. **சந்திரபுடம் :** இது சந்திர வெளிச்சத்தில் வைத்து எடுத்தல்.
5. **அமாவாசைப்புடம்** : இ.்.து அமாவாசையன்று, திறந்த வெளியில் மருந்துகளை வைத்து எடுத்தல்.
6. **பருவப்புடம்** : இது பருவத்தன்று, திறந்த வெளியில் மருந்துகளை வைத்தெடுத்தல்.
7. **பனிப்புடம்** : இது பனியில் மருந்துகளை வைத்தெடுத்தல்
8. **பட்டைப்புடம் :** மரத்தைத் துளைத்து, அதற்குள் மருந்தை வைத்து, குடைந்தெடுத்த தூளால் துளையை மூடி வைத்திருந்து, குறிப்பிட்ட நாள் கழித்தெடுத்தல்.

பற்பம் செய்முறை:

- முதலில் சுத்தி செய்த பெர்ருட்களைக் கல்வத்தில் இட்டு நன்றாக அரைப்பதற்கு ஏற்ற வண்ணம், நன்கு பொடித்துச் சலித்துப் பொடியாக்கி கொள்ள வேண்டும்.

- பிறகு அவற்றைக் கல்வத்தில் இட்டு, செய்முறையில் குறிப்பிட்டுள்ள அரைப்புத் திரவங்களைக் கொண்டு, குறிப்பிட்ட கால அளவு வரை அரைத்துச் சிறிய வில்லைகளாகத் தட்டி வெயிலில் உலர்த்த வேண்டும்.

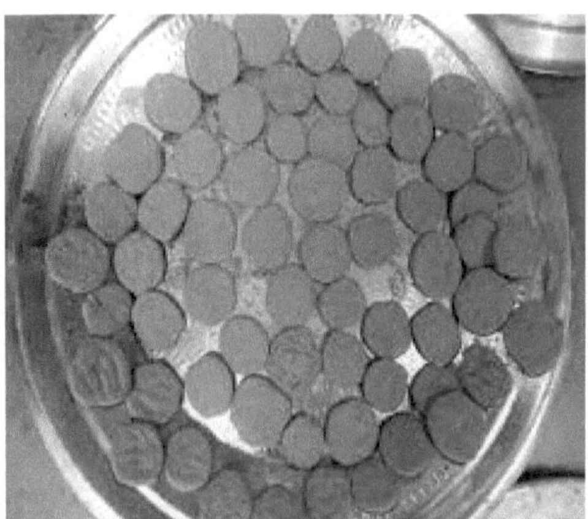

வில்லைகள்

- வில்லைகளில் ஈரம் இருந்தால், பற்பத்தின் நிறம் சரியாக அமையாது. நன்கு உலர்ந்த வில்லைகளை மண் அகலில் பரப்பி, அதே அளவுள்ள மற்றோர் அகலால் மேலே கவிழ்த்து மூடி அவைகள் சேரும் இடத்தைச் சீலை மண் கொண்டு பூசி உலர்ந்த பின், உலோகங்கள், பாடாணங்கள், உபரசங்கள் போன்றவற்றின் உருகு நிலைக்கேற்ப நிர்ணயித்துள்ள புடங்களில் அமைத்துப் பக்குவப்படுத்த வேண்டும். (புடமிடல் வேண்டும்).
- புடம் நன்கு ஆறிய பின்னரே அகல்களையும், அவற்றினுள் இருக்கும் மருந்துப் பொருள்களையும் பிரித்தெடுத்தல் வேண்டும். பின்னர் எல்லாவற்றையும் கல்வத்தில் இட்டு, நன்றாக அரைத்து வைத்துக் கொள்ளவேண்டும்.

- புடமிட வில்லைகளை அகல்களில் அடுக்கும் போது அவற்றைக் குவியலாகவோ, இரண்டு அடுக்குகளுக்கு அதிகமாகவோ அமைத்தல் கூடாது, அப்போதுதான் வெப்பம் நன்கு செயல்படும். பற்பமும் நன்கு அமையும்.
- பயன்படுத்தும் அகல்கள், மருந்தின் அளவுக்குத் தேவையான அளவைவிட மிகப் பெரியதாகவும், அதிக ஆழம் உள்ளதாகவும் இருத்தல் கூடாது.
- அரைப்பின் தரத்திற்கேற்பவே பற்பங்களின் நிறம், குணம், நுண்மை முதலியன சிறந்து அமையும். ஆதலால் அவற்றை நன்கு அரைக்க வேண்டுவது அவசியமாகிறது.
- புடமிடும்போது அவ்விடத்தில் காற்று வலுத்து வீசுமாயின், எரிபொருளிலிருந்து உண்டாகும் வெப்பம் காற்றின் வழியே இழுக்கப்படுவதால், வெப்பம் அகல்களில் உறைப்பதில்லை. அது மட்டுமின்றி காற்றில்லா இடங்களில் எரிபொருள்களும் நன்கு எரியா.
- எனவே மிதமான காற்றோட்டமுள்ள இடங்களைத் தேர்ந்து எடுத்து, பூமியில் வட்ட வடிவமான குழிகளை வெட்டி, குழியில் மண் சரியா வண்ணம் அவற்றைச் சுற்றிலும் செங்கற்களைக் கொண்டு கட்டி, எரிபொருள் அமைத்துப் புடமிட வேண்டும்.

- புடங்களில் வரட்டிகளே எரிபொருளாக உபயோகிக்கப்படுகின்றன. எனினும், சில வகைப் பற்பங்களுக்குச் சிலவகை மரப்பட்டைகள், ஆட்டுச் சாணம் போன்றவற்றைப் பயன்படுத்த வேண்டுமென மூல நூல்களில் கூறப்பட்டுள்ளன. தற்போது கிடைக்கும் வரட்டிகளில், மண் போன்ற கலப்படங்கள் அதிகமாயுள்ளன. ஆகையால், இம்முறைகளில் பொருள்களுக்கு ஏற்ப வெப்ப நிலையை ஆராய்ந்து நிர்ணயித்து, அதற்கேற்ப எண்ணிக்கையைக் கூட்டியோ, குறைத்தோ வரட்டிகளை அவ்வப்போது உபயோகிக்க வேண்டும். இதில் அனுபவம் இன்றியமையாததாகும். தொடர்ந்த பழக்கத்தின் வாயிலாகவே நிதானம் ஏற்படும்.
- இவ்விதம் நிர்ணயித்த அளவு வரட்டிகளின் அளவில் பாதி எண்ணிக்கையை குழியில் பரப்பி, அடுக்கி, அவற்றிற்கு நடுவே சீலை செய்து உலர்த்திய அகல்களை வைத்து, அதன் மேல் எஞ்சியுள்ள வரட்டிகளைப் பரப்பி மூடி, மேல் பாகத்தில் இருந்து தீயிடவும்.

சிற்சில நுண்குறிப்புகள்

1. சிற்சில பாடாணங்களைத் தாளித்தல் முறைப்படி சுத்தி செய்து கொள்வது வழக்கம். தாளிப்பு என்பது தூய்மைப்படுத்தும் முறைகளில் ஒன்றாகும். எந்தப் பொருளை தூய்மைப்படுத்த (சுத்தி செய்ய) வேண்டுமோ, அதனைச் சுண்ணாம்புக் கற்களுக்கிடையில் வைத்து, குறிப்பிட்ட நீர்த்தன்மையுள்ள பொருளை அதன்மீது ஊற்றி, பின்பு பொருட்களைக் கழுவி எடுத்துக் கொள்வதாகும். இம்முறையில் சில நெருப்புக்கு ஓடும் சரக்குகளை தூய்மை செய்துகொள்ள வேண்டும்.
2. கடும் வெப்பத்தைப் பொறுக்காத “கந்தகம், தாளகம்,” போன்றவைகளைக் குறிப்பிட்ட சிலவகைத் தாவரச் சாம்பல்களில் மணலில் மறைத்துப் புடமிடுவது வழக்கம். அவ்விடங்களில் செய்முறையில் குறிப்பிட்டுள்ள சாம்பலை அகல்களில் பரப்பி, அதன் மேல் உலர்ந்த வில்லைகளை வைத்து, அதனை அதே சாம்பல் கொண்டு மூடி மறைத்து, மேல் அகல் இட்டு மூடி, சீலை செய்து உலர்ந்தபின் புடமிட வேண்டும்.

3. இரசம், லிங்கம், வெள்ளைப் பாடாணம், கந்தகம், தாளகம், மனோசிலை போன்ற வெப்பம் தாங்காத பொருள்களைச் சேர்த்து வேறு பொருள்களைப் பற்பமாக்கும் போது, அகல்கள் சேருமிடத்தை நன்கு சீலை மண் பூசி, புடமிடும் போது அவைகளை வீணே வெளியேற விடாது செய்தல் வேண்டும்.
4. பொருள்களின் உருகுநிலை மற்றும் ஆவியாகும் நிலைகளுக்கு ஏற்ப புடங்கள் வேறுபடுகின்றன. தங்கம், வெள்ளி, காரீயம், வெள்ளீயம், துத்தநாகம் இவைகள் பற்பமாகக் குறைந்த அளவு வெப்பம் தான் தேவைப்படுகிறது. தீ அதிகமானால், அவைகள் கற்கள்போல் கடினமாகி விடுகின்றன. எனவே, சிறு தீயில் ஆரம்பித்து, அதிகத் தீயைத் தாங்கும் அளவிற்கு அவற்றை முறைப்படி பக்குவப்படுத்த வேண்டும்.
5. அப்பிரகம், அயம், மண்டூரம், பொன்நிமிளை, காந்தம், தாமிரம் போன்றவைகளுக்குத் தீவிரமான அதிக வெப்பம் தேவைப்படுகிறது.
6. ரசம், தாளகம் போன்றவைகளுக்கோ மிக, மிகக் குறைந்த உஷ்ணமே தேவைப்படுகிறது.
7. அப்பிரகம், தாமிரம், நாகம், அயம், தங்கம், வெள்ளி போன்றவை புடங்களின் எண்ணிக்கை அதிகமாக, அதிகமாக மருத்துவக் குணத்தில் சிறந்து விளங்குகின்றன.
8. முத்துச் சிப்பி, சங்கு, பலகறை போன்ற பற்பங்களின் காரம் சிறிது அடங்க அவற்றை எலுமிச்சம் பழச்சாற்றில் ஊற வைத்து உலர்த்திப் பொடித்து உபயோகித்தல் வேண்டும். இது அவற்றிலுள்ள நாக்கையும், தொண்டையையும் புண்ணாக்கும் சுண்ணாம்புக்குச் சமமான கூரிய சக்தியைக் குறைக்கும்.

இவைகளை இரவு முழுவதும் மேல் மாடியில் சந்திர ஒளிபடும்படி சில நாட்கள் வரை வைத்து, அரைத்துத் தயாரிப்பதும் உண்டு. இவைகள் அதிகக் குளிர்ச்சிச் செய்கை உடையன.

மேற்கூறிய நுண்ணிய கருத்துக்களை மனதில் கொண்டு, நல்ல முறையில் பற்பங்களைக் கல்வத்தில் இட்டு நன்கு பொடித்துப் பட்டுத் துணி அல்லது 100 எண் சல்லடை கொண்டு சலித்துப் பத்திரப்படுத்த வேண்டும்.

பற்பங்களின் பண்புகள்

1. பொதுவாகப் பற்பங்கள் பெரும்பாலும் வெண்ணிறமுடையன. சிற்சில விதிவிலக்குகளும் உண்டு. உதாரணமாக, தங்க பற்பம் இளமஞ்சள் மற்றும் இளஞ்சிவப்பு நிறமுடையது.
2. பற்பங்கள் பெரும்பாலும் மணம், சுவை அற்றன.
3. உலோகப் பளபளப்பு (Metallic Lusture) சிறிதும் அற்று இருப்பன. அங்ஙனம் இருக்கவும் கூடாது.
4. பற்பங்கள் நாட்கள் ஆக, ஆக சக்தி வாய்ந்தவைகள் ஆகின்றன என்று கருதப்படுகின்றன.

பண்பியல் சோதனைகள்

பற்பங்கள் நன்கு முடிந்துள்ளனவா என்று அறிய, சித்த மருத்துவ நூல்களில் கீழ்க்காணும் சோதனை முறைகள், வரையறுக்கப்பட்டுள்ளன. அவையாவன:

1. பற்பத்தில் உலோகத் தளுக்கு அதாவது மினுமினுப்பு (Metallic Lusture) சிறிது கூட இருத்தல் கூடாது.
2. பற்பத்தை ஆட்காட்டி விரலுக்கும், கட்டை விரலுக்கும் நடுவில் இட்டுத் தேய்த்தால், பற்பம் விரல்களின் ரேகை இடுக்குகளில் பதிய வேண்டும். அதாவது அவ்வளவு மென்மையாக இருக்க வேண்டும். (Entering into crevices of finger)
3. சிறிதளவு பற்பத்தை நீரின் மேலிட்டால், உடனே அது நீரில் மூழ்கக் கூடாது. தண்ணீரில் மிதக்க வேண்டும். (Floatability on water). மேற்படி பற்பத்தின் மீது நெல் போன்ற தானிய மணியை மெதுவாக வைக்க, அதையும் சுமந்து கொண்டு மேற்படி பற்பம், நீரில் மூழ்காமல் மிதந்து வர வேண்டும்.
4. பற்பத்தைத் தீயிலிட்டு துருத்தியால் ஊதினால், அதனின்றும் பற்பம், தன்னுடைய பழைய மூலப்பொருள் நிலைக்குத் திரும்பக் கூடாது. அதாவது உலோகமாக மாறக்கூடாது. (அ) வெல்லம், குன்றிமணி, வெங்காரம், தேன், நெய் என்ற ஐந்து சரக்குகளாலான மித்துரு வர்க்கத்துடன் (நட்புச் சரக்குகள்) நன்கு முடிந்த பற்பத்தைச் சேர்த்தரைத்து மூசையில் இட்டு, அவைகள் பற்பமாக எவ்வளவு வெப்பம் தேவையோ அவ்வளவு வெப்பத்தைக் கொடுத்து எரிக்க, பற்பம் நன்கு முடிந்திருப்பின், தம்முடைய பழைய மூலப்பொருள் நிலைகளுக்கு அவைகள் மாறா. ஆ) மேற்படி சோதனையில் தேறிய பற்பத்தை சிறிதளவு வெள்ளியோடு மூசையில்

வைத்து உலையில் ஊதி உருக்கவும். உருகிய வெள்ளியுடன், பற்பம் சிறிதளவு கூடச் சேராது தனியே தனித்து நிற்கும் (அதாவது பற்பம் நன்கு முடிந்திருப்பின்).

5. பற்பத்திற்குப் பேதமான (வித்தியாசமான) சுவைகள் இருக்கலாகாது.

மேற்கூறிய சோதனைகள், உலோகங்கள் நன்கு மடிந்தும், உலோகக்கூட்டுப் பொருட்களாகமாறி, இலேசாகவும், நுண்ணியதாகவும் மாறதல் அடைந்து பற்பமாகியிருப்பதையும் குறிக்கின்றன.

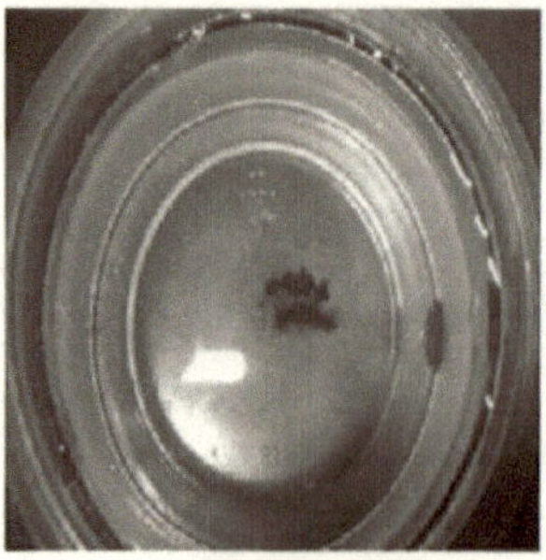

Figure 6: Floating on Water

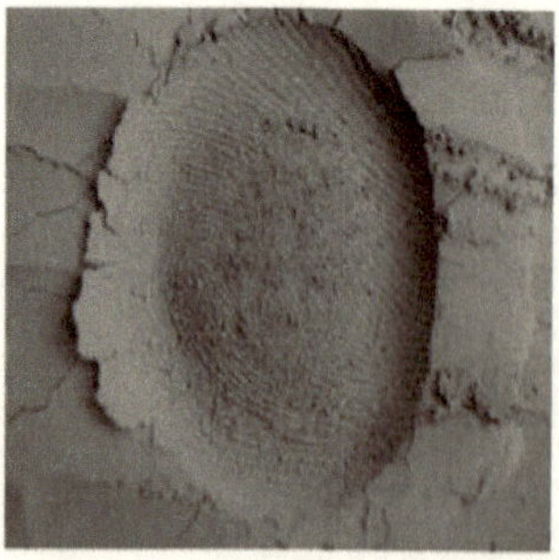

Figure 7 : Lines of the thumb Finger

பாதுகாப்பு முறை

பற்பங்களைச் சுத்தமான, ஈரப்பதமற்ற, கண்ணாடிக் குடுவையில், காற்றுப் புகா வண்ணம், இவற்றை மூடி வைத்தல் வேண்டும்.

காலக்கெடு

பற்பங்கள் நூறு ஆண்டுகள் வரை வன்மையுடையனவாக இருக்கும்.

இனி சில பற்பங்களின் செய்முறைகளைப் பற்றி காண்போம்.

1. ஆமை ஓடு பற்பம்

நூல் ஆதாரம் : குணபாடம் தாது-சீவ வகுப்பு (பாகம் 2 & 3)

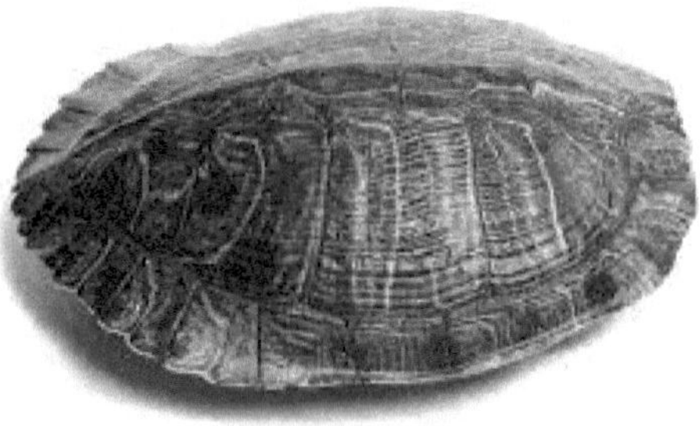

ஆமை ஓடு

தேவையான சரக்குகள்

1. ஆமை ஓடு - 300கிராம்
2. கற்சுண்ணாம்புத் தெளிவு நீர் - 600 மி.லி.
3. பூநீறு தெளிவு நீர் - 600 மி.லி.
4. உத்தாமணிச் சாறு - தேவையான அளவு

செய்முறை

சுத்தி செய்த ஆமை ஓட்டை ஒன்றிரண்டாய் உடைத்து ஒரு சட்டியிலிட்டு, உத்தாமணிச் சாற்றை நிரப்பி, அகலால் மூடி சீலை செய்து, 100 வரட்டிகளைக் கொண்டு புடமிடவும். ஆறிய பிறகு, ஆமை ஓட்டைப் பொடித்துக் கல்வத்தில் இட்டு, மீண்டும் உத்தாமணிச் சாற்றால் நன்கு அரைத்து, வில்லைகள் தட்டி, உலர்ந்தபின் தேவையானால் மேலும் ஒன்றிரண்டு புடங்கள் இடலாம்.

அளவும் அனுபானமும்

100-200 மி.கி. தேன் அல்லது தாய்ப்பாலுடன் மற்றும் பொடுதலைக் குடிநீர், பேய் மிரட்டி (வெதுப்படக்கி) இலைக் குடிநீர் மற்றும் ஓமக் குடிநீருடனும் தினமும் இரு வேளைகள் கொடுக்கலாம்.

தீரும் நோய்கள்

மாந்தம், கணம், குன்மம், குழந்தைகளின் மாந்த பேதி ஆகியன.

2. கந்தக பற்பம்

நூல் ஆதாரம் : அனுபோக வைத்திய நவநீதம்

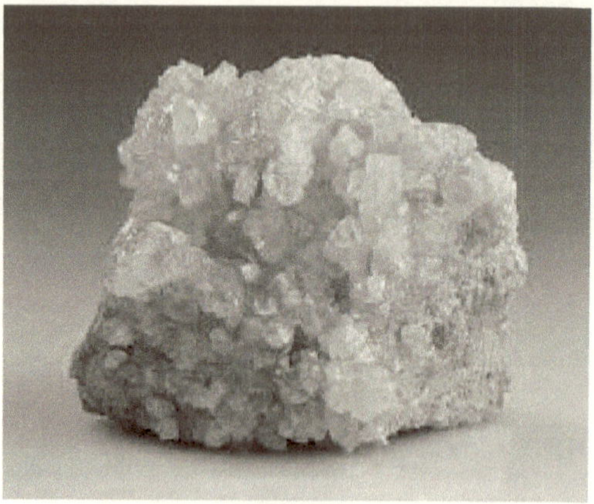

கந்தகம்

தேவையான சரக்குகள்:

1. கந்தகம் - பற்பம் செய்யத் தேவையான அளவு
2. பால் - சுத்தி செய்யத் தேவையான அளவு
3. மருதம்பட்டைச் செயநீர் - தேவையான அளவு
4. குப்பைமேனிச் சாறு - தேவையான அளவு
5. மருதம்பட்டைச் சாம்பல் - தேவையான அளவு

செய்முறை

சுத்தி செய்த கந்தகத்தை ஓர் அகலில் வைத்து, மருதம்பட்டைச் செயநீரால் சுருக்கிடவும். இது ஓரளவுக்குக் கட்டாகும். பின்னர் கந்தகத்தை கல்வத்தில் இட்டுக் குப்பைமேனிச் சாற்றால் அரைத்து, வில்லைகள் தட்டி, உலர்ந்தபின், வில்லைகளை ஓர் அகலில் மருதம்பட்டைச் சாம்பலுக்குள் மறைத்து வைத்து சிறு தீயால் எரிக்கவும். கந்தக வாசனை வரும்போது எரிப்பை நிறுத்திக் குளிர வைக்கவும். ஆறியபின், வில்லைகளை எடுத்துத் திரும்ப வைத்து, மறுபடியும் சிறு தீயால் எரிக்கவும். பின்னர் குளிர்ந்த வில்லைகளை எடுத்துக் கல்வத்தில் இட்டு பொடித்து வைக்கவும்.

அளவும், அனுபானமும்

25-50மி.கி. வரை, நெய் அல்லது வெண்ணெய்யுடன், தினமும் இரு வேளைகளுக்குக் கொடுக்கவும்.

தீரும் நோய்கள்

சொறி, சிரங்கு, தோல் மரப்பு, தேமல், மேகப்படை, குஷ்டம், மதுமேகம், பவுத்திரம் ஆகியன.

3.கல்நார் பற்பம்

நூல் ஆதாரம்: தன்வந்திரி வைத்திய காவியம் - 1000

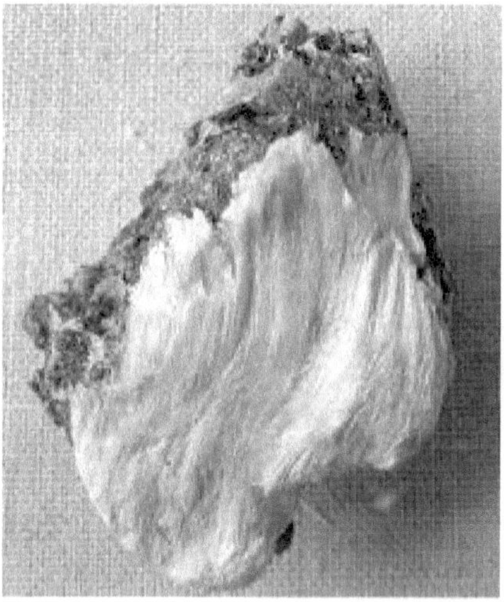

கல்நார்

தேவையான சரக்குகள்

1. கல்நார்	:	300 கிராம்
2. பசுவின் சிறுநீர்	:	தேவையான அளவு
3. ஆடுதீண்டாப் பாளை சமூலச் சாறு	:	தேவையான அளவு

செய்முறை

சுத்தி செய்த கல்நாரைக் கல்வத்தில் இட்டு, ஆடு தீண்டாப்பாளைச் சாற்றால் 10 நாட்கள் வரை நன்கு அரைத்து, வில்லைகள் தட்டி, உலர்ந்த பின் 1000 வரட்டிகளைக் கொண்டு புடமிடவும். பின்னர் வேண்டுமாயின், முன் போன்று இரண்டு புடங்கள் இட, கல்நார் பற்பமாகும்.

அளவும், அனுபானமும்

100-200 மி.கி. நெய் அல்லது வெண்ணெய்யுடன், தினமும் இரு வேளைகளுக்குக் கொடுக்கவும்.

தீரும் நோய்கள்

பித்தம், மூத்திரக் கிரிச்சரம் (நீர்ச்சுருக்கு) நீரடைப்பு, வெள்ளை, பல்நோய், எரிச்சல் ஆகியன. பற்பொடியாகவும் இதனைப் பயன்படுத்தலாம்.

4. சங்கு பற்பம்

நூல் ஆதாரம் : சித்த வைத்தியத் திரட்டு

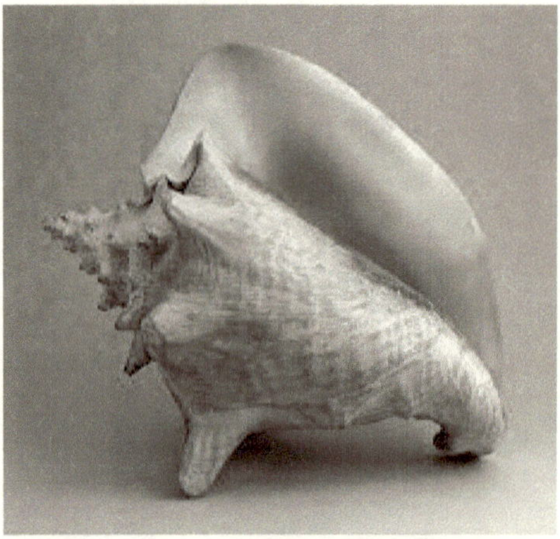

சங்கு

தேவையான சரக்குகள்

1. சங்கு - 1 கி.கி.
2. எலுமிச்சம் பழச்சாறு - தேவையான அளவு
3. ஆகாசத்தாமரைக் கற்கம் - 5 கி.கி.
4. ஆகாசத் தாமரைச்சாறு - தேவையான அளவு

செய்முறை

சுத்தி செய்த சங்குகளை, ஆகாசத் தாமரைக் கல்கத்தின் நடுவில் வைத்து, உலர்ந்தபின் அகலில் இட்டுச் சீலை செய்து, 50 வரட்டிகளை கொண்டு புடமிடவும். ஆறிய பின் அவற்றை ஆகாசத் தாமரைச் சாற்றால் நன்கு அரைத்து. வில்லைகள் தட்டி, உலர்ந்தபின் 50 வரட்டிகளில் புடமிடவும். பின்னர் பொடித்துப் பத்திரப்படுத்தவும்.

அளவும், அனுபானுமும்

100-200மி.கி. வீதம், பால் அல்லது நெய் அல்லது வெண்ணெய்யுடன், தினமும் இரு வேளைகளுக்குக் கொடுக்கவும்.

தீரும் நோய்களும், அனுபானமும்

1. பால், நெய் அல்லது வெண்ணெய்யுடன் உட்கொள்ள வயிற்றுக் கோளாறுகள், குன்மம், சூலை, தோல் நோய்கள் தீரும்.
2. இதனை நெய்யில் உட்கொள்ள, உடல் பொன் நிறமடையும். கண் புகைச்சலும், பயித்தியமும் தீரும்.
3. துளசிச் சாற்றில் உட்கொள்ள, நெருப்பு போல் காய்கின்ற வெப்பில், சன்னி ஏற்பட்டு, கபம் அதிகமாவது தீரும்.

5. சிருங்கி பற்பம்

வேறு பெயர்: கலைக்கோட்டு பற்பம், மான் கொம்பு பற்பம்
நூல் ஆதாரம் : சித்த வைத்தியத் திரட்டு

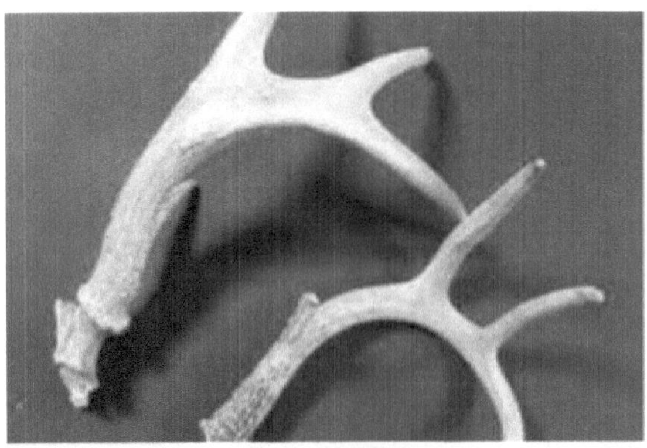

மான் கொம்பு

தேவையான சரக்குகள்

1. மான் கொம்பு - 300 கிராம்
2. அகத்தியிலைச் சாறு - தேவையான அளவு

செய்முறை

சுத்தி செய்த மான் கொம்புகளை அகலில் வைத்து மூடி, சீலை செய்து 30 வரட்டிகளில் புடமிடவும், ஆறிய பின்னர் அகலைப் பிரித்து, மான் கொம்புகளைக் கல்வத்தில் இட்டு, அகத்தி இலைச் சாற்றால் நன்கு அரைத்து வில்லைகள் தட்டி, உலர்ந்தபின் 30

வரட்டிகளில் ஒன்று அல்லது இரண்டு புடமிட மான் கொம்பு பற்பமாகும்.

அளவும், அனுபானமும்

200-400மி.கி. வெண்ணெய் அல்லது நெய்யுடன், தினமும் இரு வேளைகளுக்குக் கொடுக்கவும்.

தீரும் நோய்கள்

கணம், இருமல், மார்பு நோய், பித்தத்தால் வந்த நோய்கள், அம்மை, எலும்புருக்கி ஆகியன. இது மார்பு வலிக்கு சிறந்ததொரு மருந்து.

குறிப்பு

- கப நோய்களுக்கு இதனை வழங்க வேண்டுமானால், முசுமுசுக்கை சாற்றைக் கொண்டு இதனைப் பற்பமாக்க வேண்டும்.
- தீவிர இதயநோயில், இதனைச் சிறிது பச்சைக் கற்பூரத்துடன் கலந்துதர நற்பலனளிக்கிறது.

6. சிலாசத்து பற்பம்

வேறு பெயர்: கற்பூர சிலாசத்துப் பற்பம்

நூல் ஆதாரம் : சித்தா பார்முலரி ஆப் இந்தியா (பாகம் 1)

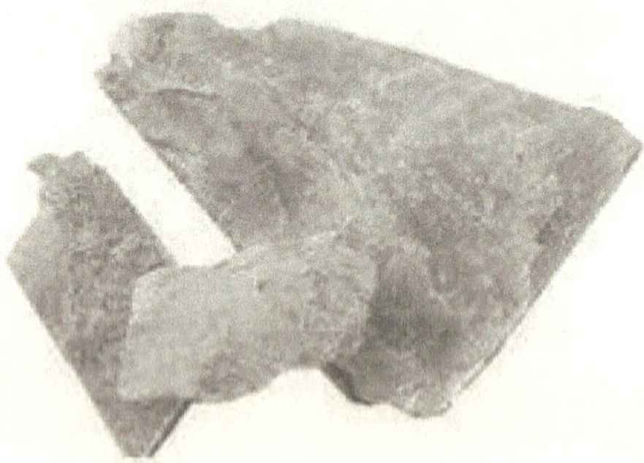

சிலாசத்து

தேவையான சரக்குகள்:

1. சுத்தி செய்த கற்பூர சிலாசத்து - 300 கிராம்
2. சிறு செருப்படைச் சாறு - தேவையான அளவு

செய்முறை

சுத்தி செய்த கற்பூர சிலாசத்தைக் கல்வத்தில் இட்டு, சிறு செருப்படைச் சாற்றால் நன்கு அரைத்து, வில்லைகள் தட்டி, உலர்ந்தபின் 50 வரட்டிகளில் புடமிடவும். இவ்வாறு மூன்று புடங்களிட, சிலாசத்து பற்பமாகும்.

அளவும், அனுபானமும்

½ - 1கிராம் வீதம், வெண்ணெய் அல்லது நெய்யுடன், தினமும் இரு வேளைகள் கொடுக்கவும்.

தீரும் நோய்கள்

மூத்திர எரிவு, வெண்தீட்டு (அ) வெள்ளை, நீர்க் கட்டு, நீர்க்கடுப்பு, பித்த வியாதிகள், உடல் எரிச்சல் ஆகியன.

7. தாளகப் பற்பம்

நூல் ஆதாரம்: சித்த வைத்தியத் திரட்டு

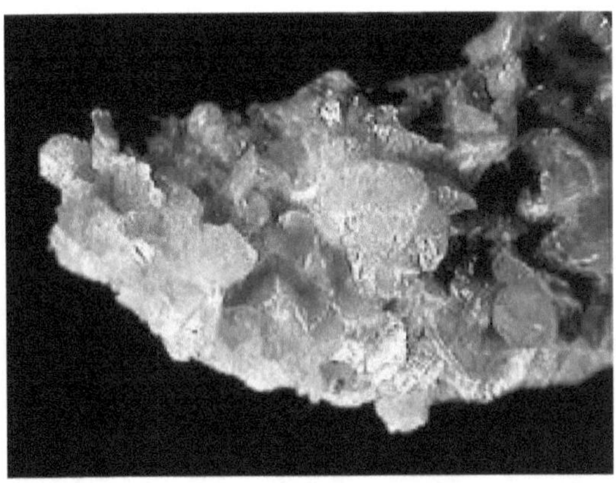

தாளகம்

தேவையான சரக்குகள்:

1. சுத்தி செய்த தாளகம் - 30 கிராம்
2. வெடியுப்புச் செய்நீர் - 60 கிராம்
3. வெடியுப்பு - தேவையான அளவு
4. புளி - தேவையான அளவு
5. சிப்பிச் சுண்ணம் - தேவையான அளவு

செய்முறை:

ஒரு சட்டியின் அடிப்பாகத்தில் அப்பிரகத் தகடு ஒன்றை வைத்து, அந்த அப்பிரகத் தகட்டின் மேல் சுத்தி செய்த தாளகம் 30கிராம் வைத்து, அடுப்பிலேற்றிச் சிறு தீயால் எரிக்கவும். 60 கிராம் வெடியுப்பு செயநீரை, சிறிது, சிறிதாகச் சேர்த்துக் தாளகத்தை வாட்டி, தண்ணீரில் போட உப்பு கரைந்து, தாளகம் அடியில் தங்கும்.

இதை எடுத்து உலர்த்திக் கல்வத்தில் இட்டு, வெடியுப்பும், புளியும் சமன் சேர்த்துத் தயாரித்த செயநீரால் அரைத்து, சிறு வில்லைகள் தட்டி, உலர்த்தி, அகலில் இட்டு வில்லைகளுக்குக் கீழும், மேலும் சிப்பிக் சுண்ணம் வைத்து மூடி, சீலை செய்து, 10 வரட்டிகளினால் புடமிடவும்.

இதே போல் இரண்டு அல்லது மூன்று முறை புடமிடவும். ஒவ்வொரு புடத்தின் போதும், 5 வரட்டிகளை அதிகமாகச் சேர்த்துப் புடமிடவும்.

அளவும், அனுபானமும்

25 - 50 மி.கிராம் பனை வெல்லம், நெய் அல்லது தேனுடன், தினமும் இரு வேளைகளுக்குக் கொடுக்கவும்.

தீரும் நோய்கள்

பித்த வெட்டை, பித்த சுரம், பித்தம், மந்தார காசம், பித்த காசம், பித்த சயம், இரைப்பு, இரைப்பிருமல், ஈளை, வலிப்பு, மேகம், தோல் நோய்கள் ஆகியன.

பத்தியம்: உப்பில்லா பத்தியம்

குறிப்பு:

இந்தப் பற்பத்தை தொடர்ந்து 12 நாட்களுக்கு மேல் சாப்பிடக்கூடாது.

8. நண்டுக்கல் பற்பம்

நூல் ஆதாரம்: சித்த வைத்தியத் திரட்டு

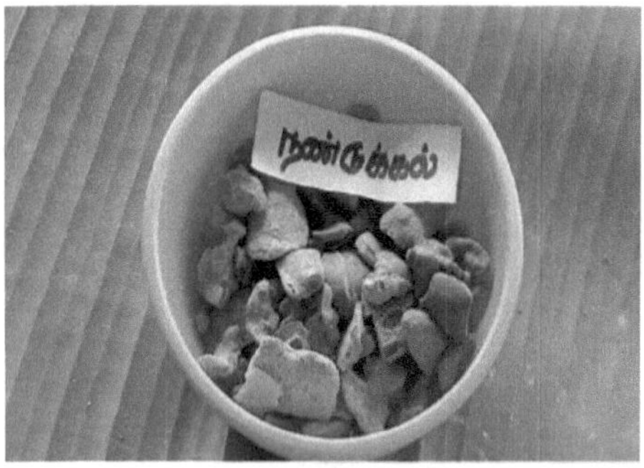

நண்டுக்கல்

தேவையான சரக்குகள்

1. கல்நண்டு - தேவையான அளவு
2. கல் சுண்ணாம்பு - தேவையான அளவு
3. பூநீறு - தேவையான அளவு
4. முள்ளங்கிக்கிழங்குச் சாறு - தேவையான அளவு
5. சிறுபீளைச் சமூலச் சாறு - தேவையான அளவு

செய்முறை

சுத்தி செய்த நண்டுக்கல்லைக் கல்வத்தில் இட்டு, முள்ளங்கிச் சாற்றால் நான்கு நாட்கள் வரை நன்கு அரைத்து, வில்லைகள் தட்டி, உலர்ந்தபின் புடமிடவும், பிறகு சிறு பீளைச் சாற்றால் இதேபோல் அரைத்து, மற்றொரு புடமிடவும். பின்னர் இதனை நன்கு பொடித்து வைக்கவும்.

அளவும், அனுபானமும்

200 - 400 மி.கிராம் வரை தண்ணீர், இளநீர், முள்ளங்கி, நீர்முள்ளிக் குடிநீர் அல்லது சிறுபீளைச் சாற்றுடன், தினமும் இரு வேளைகளுக்குக் கொடுக்கவும்.

தீரும் நோய்கள்

நீரடைப்பு, கல்லடைப்பு, சதையடைப்பு, நீர்க்கட்டு ஆகியன.

9. நாக பற்பம்

நூல் ஆதாரம் : சித்த வைத்தியத் திரட்டு

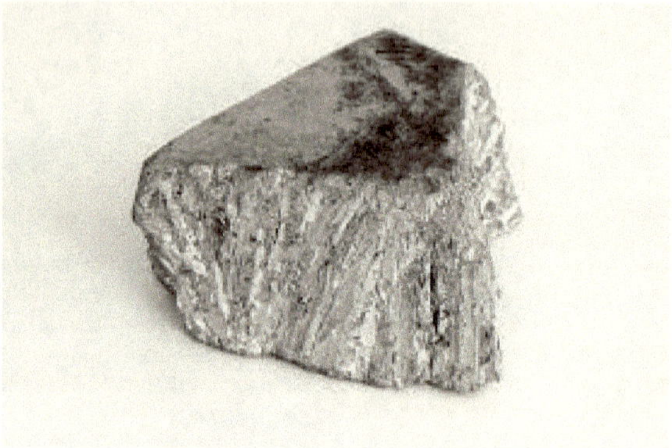

துத்தநாகம்

தேவையான சரக்குகள்

1. நாகம் (துத்தநாகம்) - தேவையான அளவு
2. கரிசாலைச் சாறு - தேவையான அளவு
3. குமரிச் சாறு - தேவையான அளவு

செய்முறை

நாகத்தை அடி கனத்த ஒரு சட்டியிலிட்டு, உலையில் வைத்து ஊதி, துத்தநாகம் உருகும்போது, கரிசாலைச் சாற்றைக் கொஞ்சம், கொஞ்சமாக, அதில் சேர்த்து, நாகம் பொடியாகும் வரை வறுத்து எடுக்கவும்.

இந்த நாகப் பொடியை கல்வத்தில் இட்டு, குமரிச் சாற்றால் நன்கு அரைத்து, வில்லைகள் தட்டி, உலர்ந்த பின் புடமிடவும், இதே போன்று மூன்று அல்லது நான்கு புடமிட, பச்சை நிறம் மாறி பற்பமாகும். (பசுமையடங்கி பற்பமாதல்).

அளவும், அனுபானமும்

100 - 200 மி.கிராம் வரை, வெண்ணெய் அல்லது நெய் அல்லது கருணை லேகியம் அல்லது தேற்றான் கொட்டை லேகியத்துடன், தினமும் இரு வேளைகளுக்குக் கொடுக்கவும்.

தீரும் நோய்கள்

எருவாய் முளை நோய் (மூலம்), பவுத்திரம், கழிச்சல் (பேதி), நிணக்கழிக்கல் (கிராணி), கடுப்புக் கழிச்சல் (சீதபேதி), இளைப்பிருமல், ஈளை, இருமல் ஆகியன.

10. பலகறை பற்பம்

நூல் ஆதாரம் : தேரையர் கரிசல் - 300

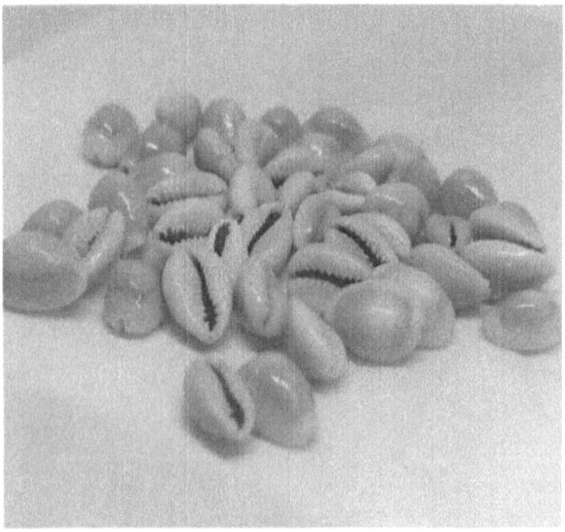

பலகறை

தேவையான சரக்குகள்

1. சுத்தி செய்த பலகறை - 1 கி.கி.
2. எலுமிச்சம் பழம் - 50 எண்ணிக்கைகள்

செய்முறை

மேற்படி சுத்தி செய்த பலகறையைக் கல்வத்தில் இட்டு, 50 எலுமிச்சம் பழங்களின் சாற்றால் நன்கு அரைத்து, வில்லைகள் தட்டி, உலர்ந்தபின் 50 வரட்டிகளைக் கொண்டு புடமிடவும். இவ்வாறு இரண்டு அல்லது மூன்று புடங்களிட, பலகறை வெண்ணிற பற்பமாகும்.

அளவும், அனுபானமும்

50 - 100 மி.கிராம் வரை நெய் அல்லது வெண்ணெய்யுடன், தினமும், இரு வேளை கொடுக்கவும். மோர், பசும்பாலுடனும் கொடுக்கலாம்.

தீரும் நோய்கள்

வெட்டை, மேகச்சூடு, நீர்க்கட்டு, சூலை, சதையடைப்பு, குன்மம், விஷம் போன்ற பலவித நச்சு நிலைகள் ஆகியன

11. முத்துச் சிப்பி பற்பம்

நூல் ஆதாரம் : சித்த வைத்தியத் திரட்டு

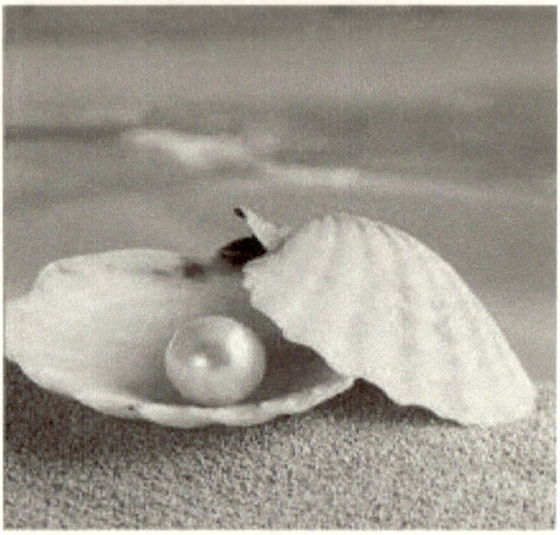

முத்துச் சிப்பி

தேவையான சரக்குகள்:

1. முத்துச் சிப்பி - தேவையான அளவு
2. கல் சுண்ணாம்பு - தேவையான அளவு
3. பூநீறு - தேவையான அளவு
4. ஆடாதோடையிலைச் சாறு - தேவையான அளவு
5. நொச்சியிலைச் சாறு - தேவையான அளவு
6. நிலப்பனைச் சாறு - தேவையான அளவு

செய்முறை

சுத்தி செய்த முத்துச் சிப்பியைக் கல்வத்தில் இட்டு, ஆடாதோடை இலைச்சாறு கொண்டு அரைத்து ஒரு புடம், நொச்சி இலைச்சாறு கொண்டு அரைத்து ஒரு புடம், நிலப்பனைச் சாறு கொண்டு அரைத்து ஒரு புடமும் இடவும். 150 கிராம் எடையுள்ள முத்துச் சிப்பியைப் புடமிட 30 வரட்டிகள் போதுமானது.

அளவும், அனுபானமும்

200 - 400 மி.கிராம் வீதம், நெய் அல்லது வெண்ணெய்யுடன், தினமும், இரு வேளை கொடுக்கவும். மோர், பசும்பாலுடனும் கொடுக்கலாம்.

தீரும் நோய்கள்

மூலம், பவுத்திரம், சயம், காசம், இரத்தபித்தம் ஆகியன. பெரும்பாலும் முத்துப் பற்பத்திற்குக் குணமாவதாகக் கூறிய நோய்கள், இம்மருந்தினாலும் குணமாகும்.

பகுதி -3

செந்தூரம்

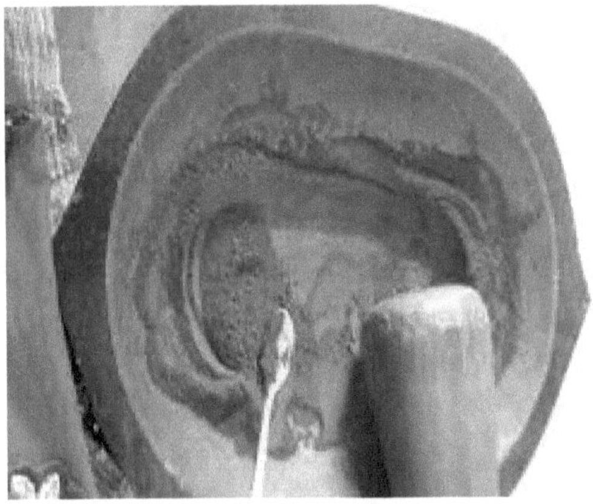

செந்தூரம்

இயல்

“செந்தூரம்” என்பதற்கு “சிவப்பு” என்று பொருள் உண்டு. சித்த மற்றும் ஆயுர்வேத மருத்துவத்தில் மட்டுமே செந்தூரங்கள் உள்ளன. யுனானி மருத்துவ முறையில் செந்தூரங்கள் கிடையாது.

ஆயுர்வேத முறை

ஆயுர் வேதத்தில் ஸிந்தூரம் செய்வதற்கு, கட்டாயமாக இரசம், கந்தகம் ஆகிய இரண்டு சரக்குகளை மட்டுமோ அல்லது அவற்றுடன் மற்ற சரக்குகளைச் சேர்த்தோ பயன்படுத்தியாக வேண்டும்.

அது மட்டுமின்றி குப்பி எரிப்பு அல்லது பதங்கிக்கும் முறைப் படித்தான் சிந்துாரத்தைச் செய்ய வேண்டும்.

சித்த மருத்துவத்தின் முறை

சித்த மருத்துவத்தில் செந்தூரம் செய்ய இரசத்தையும், கந்தகத்தையும் அவசியம் பயன்படுத்தியே ஆக வேண்டிய கட்டாயமில்லை.

அதே போல எல்லா செந்தூரங்களையும், குப்பி எரிப்பு அல்லது பதங்கிக்கும்முறைப் படிதான் செய்ய வேண்டுமென்ற அவசியமும் இல்லை.

சித்த மருத்துவத்தில் சில வகைச் செந்துரங்கள், நெருப்பின் துணை இன்றியும், வெறுமனே அரைத்தும் கூடத் தயாரிக்கப்படுகின்றன. இவைகளை பச்சை வெட்டுமுறைகள் என்றழைப்பர்.

எனவே உலோகங்கள், பாடாணாதிகள், இரச, உபரசங்கள், உப்புகள் ஆகியவற்றைச் சில வகை மூலிகைச் சாறுகளாலாவது, புகை நீரிலாவது அரைத்துப் புடமிட்டோ அல்லது எரித்தோ அல்லது வறுத்தோ அல்லது நன்கு அரைத்து வெய்யிலில் வைத்துச் சிவக்கும்படியோ செய்து எடுத்துக் கொள்வதே, சித்த மருத்துவப்படி செந்தூரம் செய்து கொள்ளும் முறையாகும்.

பொதுவாக, இந்தப் பிரிவில், முறைப்படி நன்கு சுத்தி செய்த மூலப்பொருள்களே, செந்தூரம் செய்ய உபயோகப்படுத்தப்படுகின்றன.

செய்முறை

சித்த மருத்துவத்தில் செந்தூரங்கள், பொதுவாக இரண்டு விதமான செய்முறைகளின்படி செய்யப்படுகின்றன. அவைகள் முறையே:

1. "குப்பி எரிப்பு" அல்லது "பதங்கிக்கும் முறை"
2. "புடமிடும் முறை" என்பனவாம்.

எனினும், இவற்றுக்குச் சில விதிவிலக்குகளும் உண்டு.

1. "குப்பி எரிப்பு" அல்லது "பதங்கிக்கும் முறை":

- இம்முறையில், இரசமும், கந்தகமும் பங்கு கொள்வதாக இருந்தால், முதலில் கந்தகத்தைக் கல்வத்தில் இட்டு நன்கு பொடித்த பின்னர், அத்துடன் இரசத்தைச் சேர்த்து "கஜ்ஜலி" என்று கூறப்படும் கறுத்த நிறத் தூளாகும் வரை நன்கு அரைத்த பின்னரே, மருந்தில் சேரும் மற்ற சரக்குகளை ஒவ்வொன்றாக அதில் கலந்து நன்கு அரைத்துக்கொள்ள வேண்டும். (கஜ்ஜலித்தல்-தொந்தித்தல்-சேர்த்தரைத்தல்)
- இவற்றுடன் வெள்ளி அல்லது தங்கம் சேர்வதாக இருந்தால், அவைகளை ரேக்காகச் செய்து கொண்ட பின்னர் முதலில் இரசத்துடன் சேர்த்து அரைத்து அதன் பின்னர் கந்தகத்தையும் அதில் சேர்த்து அரைத்து, பின்னர் எல்லாவற்றையும் ஒட்டு மொத்தமாகக் கஜ்ஜலியாக்கவும்.

- தங்கமும், வெள்ளியும் மருந்தில் சேரும் போது நுண்பொடி வடிவத்தில் (Micro Pulvarised Powder) இருந்தாலும், முதலில் அவற்றை இரசத்துடன் சேர்த்தரைத்த பின்னரே, கந்தகத்துடனும் சேர்த்தரைத்து கஜ்ஜலியாக்க வேண்டும்.
- இம்முறையில் செந்தூரங்களைச் செய்ய காசிக்குப்பி அல்லது எனாமல் கிண்ணங்கள் உபயோகப்படுத்தப் படுகின்றன. இக்கலங்களைப் பயன்படுத்துவற்கு முன்னர், அவைகளின் வாய் விளிம்பைத் தவிர மற்ற பாகங்கள் முழுவதும் மறையும் அளவிற்கு, ஏழு சீலை மண் செய்த துணிகளைக் கொண்டு, ஒன்றன் மேல் ஒன்றாகச் சீலை செய்து நன்கு உலர்த்திக் கொள்ள வேண்டும்.
- **சீலை மண் செய்தல்:** இது புடமிடும் அகல்களுக்குள், இருக்கும் மருந்துப் பொருட்கள் வெளியே வராமலும், வெளியே உள்ள பொருட்கள் புடமிடும் அகல்களுக்குள் உள்ளே செல்ல விடாமலும் தடுக்கும் ஒரு பாதுகாப்பு முறையாகும். சுத்தமான அழுத்தமான துணியில், மிருதுவாக அரைக்கப்பட்ட புற்றுமண், கோதுமை மாவு, உளுந்து மாவு, சுண்ணாம்பு இவைகளில் ஏதாவது ஒன்றாலோ அல்லது சுண்ணாம்பும், முட்டையின் வெண்கருவும் சேர்ந்த கலவையை ஒரு புறம் மட்டும் தடவி, அகல்களின் விளிம்பை ஏழுமுறை சுற்றி ஒட்டிப் பின்பு நன்றாக உலர விட்டு எடுப்பதாகும்.

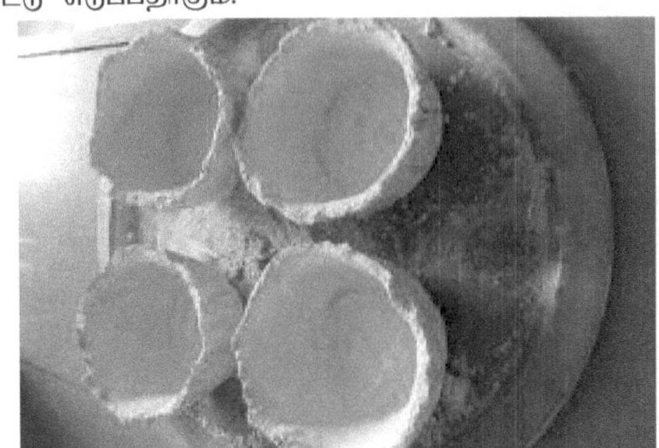

சுண்ணாம்பு கவசமிடுதல்

- பின்னர் அவற்றை (எனாமல் கிண்ணங்கள்) ஒன்றின் மேல் ஒன்று கவிழ்ந்த நிலையில் இருக்கும்படிப் பொருத்தி வைக்கவும். பின்னர் அந்த கிண்ணங்களின் விளிம்புகள்

பொருந்தும் இடங்களில் (சுமார் நான்கு இடங்களில்) மேலும் கீழுமாக, சிறு துவாரமிட்டு அதன் வழியே கம்பியைச் செலுத்தி, இரண்டையும் நன்றாகப் பிணைத்துக் கட்டிவிட வேண்டும். மருந்துகளை உள்ளே செலுத்தவும், பாகம் அறியவும் வகை செய்யும் விதத்தில், மேல் கிண்ணத்தின் நடு மையத்தில் சிறு துவாரம் ஒன்றினை இட வேண்டும். சீலை செய்யும்போது இந்தத் துவாரத்தை மட்டும் மூடிவிடக் கூடாது.

- ஓர் அகன்ற மட்பாத்திரத்தின் அடியில் ½ முதல் 1 அங்குலம் உயரம் வரை மணலைப் பரப்பி, அதன்மேல் பாதி அளவுக்குப் பொடித்த மருந்துச் சரக்குகள் நிரம்பிய சீலை செய்த கலங்களை வைத்துச் சுற்றிலும் மணல் கொண்டு மூடவும்.
- குப்பி அல்லது கண்ணாடிக் கலங்களை உபயோகிக்குமிடத்து, அவற்றின் கழுத்து பாகம் வரையிலும் விட்டு, விட்டு மற்ற பாகங்களை மூடிவிடவும்.
- பீங்கான் கிண்ணங்களை உபயோகிக்குமிடத்து மேலே ½ அங்குலம் விட்டும், மற்ற பாகங்களை நன்கு மூடியும் விடவும். இரசம் பதங்கிக்கும் இடங்கள் மூடப்படவேண்டியதில்லை என்பது கருத்து.
- இவ்விதமான ஏற்பாடுகளைச் செய்து கொண்டபின், மட்பாத்திரத்தை அடுப்பில் ஏற்றி எரிக்கவும். செந்தூரச் செய்முறையில், நாம் முறையே "தீபாக்கினி" "கமலாக்கினி" "காடாக்கினி" என்று மூன்று வகை எரிப்பு முறைகளைப் பயன்படுத்திக் கொள்கிறோம். அவைகளை அனுபவ வாயிலாக அறிவது மிகவும் எளிது.
- விளக்குச் சுடர் போன்று, எரி பொருள்களின் தீ நாக்குகள் (சுவாலைகள்) ஒன்று சேர்ந்து சிறிய அளவில் எரிவதை, **"தீபாக்கினி"** எனவும், மலர்ந்த தாமரைப் பூப்போலத் தோன்றுமாறு பல நீள நாக்குகள் (சுவாலைகள்) தனித்துத் தோன்றுமளவுக்கு வளர்ந்து சிறிது தீவிரமாக எரிவதை, **"கமலாக்கினி"** எனவும், தீ நாக்குகள் (சுவாலைகள்) இடைவெளியற்று, அடுப்பின் உட்புறம் முழுவதும் பரவி, அடர்த்தியாக சப்தத்துடன் தீவிரமாக எரிவதை, **"காடாக்கினி"** எனவும் கொள்ளலாம். செய்முறைகளில்

குறிப்பிட்டுள்ள மூவகை எரிப்புகளையும், மருந்தைச் செய்யும்போது பின்பற்ற வேண்டும்.

- இவைகளைச் செய்முறையில் குறிப்பிட்டுள்ளபடி 8, 12 அல்லது 24 மணிக்கு ஒரு முறை மாற்றி எரிக்க வேண்டும். பெரும்பாலும் செந்தூரங்கள் மூன்று நாட்கள் வரை எரிக்கப்படுகின்றன. அப்படி எரிக்க வேண்டியிருந்தால், முதல் 24 மணி நேரம் தீபாக்கினியாலும் அடுத்த 24 மணிநேரம் கமலாக்கினியாலும் அதற்கு அடுத்த 24 மணி நேரம் காடாக்கினியாலும் எரித்தல் வேண்டும் எனப் பொருள் கொள்ளவேண்டும்.
- எரிக்கப்படும் சரக்குகளில் கலந்துள்ள கந்தகத்தின் அளவிற்கேற்ப, அவை சீக்கிரமாகவோ, தாமதித்தோ உருக ஆரம்பிக்கும். உருகிய பின் கந்தகம், மஞ்சள் நிறப் புகையாக வெளியேறும். தீயை, மேலே குறிப்பிட்டபடி முறையே அதிகரித்து, கமலாக்கினியாலும், காடாக்கினியாலும் எரிக்க வேண்டும். இவ்வாறு எரிக்கும்போது, கந்தகம் எரிந்து, நீல நிற சுவாலைகள் வெளிப்படுவது முழுவதும் நின்றவுடன், ஒரு இரும்புக் கம்பியை (சலாகையை) கலங்களின் வாய் வழியே செலுத்தி எடுத்துப் பார்க்க, உட்சென்ற பாகம் வெண்ணிறமாகத் தோற்றம் அளிக்கும். கந்தகம் நன்கு எரிந்து விடுவதால், அது சம்பந்தப்பட்ட கருமை கம்பியில் தோன்றுவதில்லை. இந்நிலைதான் “செந்தூரம் பதங்கிக்கும் நிலை”. இச்சமயத்தில் சிறிதும் தாமதமின்றி, கலங்களின் வாய்க்குப் பொருத்தமான மூடிகளை வைத்து மூடி சீலை செய்யவும்.
- எ.்.கினால் செய்யப்பட்ட மெல்லிய கம்பிக்கு சலாகை என்று பெயர். குப்பியில் எரிகின்ற மருந்துகளைக் கிளறுவதற்கும், பாகம் (பக்குவம்) பார்ப்பதற்கும் இது பயன்படுகிறது.
- இவ்விதமாகச் சீலை செய்த பின்னர், ஒன்று முதல் இரண்டு மணிநேரம் வரை தொடர்ந்து காடாக்கினியாய் எரித்துப் பின்னர் தீயை நிறுத்தவும். தானாகவே குளிர்ந்த பின்னர், அக்குப்பிகளை அல்லது எனாமல் கிண்ணங்களை எடுத்துச் சீல்களைப் பிரித்து, கிண்ணங்களின் மேல் பதிந்துள்ள செந்தூரத்தை உலோகத் தகட்டால் மெல்லத் தட்டிப் பெயர்த்தெடுத்துச் செந்தூரத்தைச் சேகரித்து கல்வத்தில் இட்டு நன்கு அரைத்து வைக்கவும்.

- காசிக் குப்பிகளை பயன்படுத்திச் செந்தூரம் செய்யும் போது கண்ணாடியால் ஆன குடுவை, குப்பி இவைகளின் கழுத்துப் பாகத்தில் தான் செந்தூரம் பதங்கித்து நிற்கும். வைர ஊசிகளைக் கொண்டு அவற்றை அறுத்து எடுத்துச் செந்துரத்தைச் சேகரித்து வைப்பது வழக்கம்.
- இம்முறையை **“மணல் மறைவு எரிப்புப் புடம் (வாலுகாயந்திர முறை)”** என்றும் கூறுவதுண்டு.

2) புடமிடும் முறை

- புடமிட்டுச் செய்யப்படும் செந்தூரங்களைப் பற்பங்களுக்குக் கூறப்பட்டுள்ள செய்முறையின் படியே பெரும்பாலும் புடமிடவேண்டும். அதாவது சரக்குகளைக் கல்வத்தில் இட்டு நன்கு பொடித்து, செய்முறையில் குறிப்பிட்டுள்ள சாறுகளாலோ அல்லது குடிநீர்களாலோ குறிப்பிட்ட கால அளவு வரை நன்கு அரைத்து, வில்லைகள் தட்டி, உலர்ந்த பின்னர் வில்லைகளை முறைப்படி அகல்களில் வைத்து மேல் அகல் மூடி சீலை செய்து வைக்கவும்.
- புடமிட நிர்ணயித்துள்ள அளவு வரட்டிகளில் பாதி அளவைக் குழியில் பரப்பி, அதன் மேல் நடுவே சீலை செய்து உலர்ந்த அகல்களை வைத்து, அதன் மேல் மிஞ்சியுள்ள வரட்டிகளைப் பரப்பி மூடி மேல் பாகத்தில் நான்கு பக்கங்களிலும் தீயிடவும்.
- **வரட்டி/எரு:** இ.்.து பசுஞ்சாணத்தால் செய்யப்பட்டதாக இருத்தல் வேண்டும். 30செ.மீ. விட்டமும் (அகலமும்) 1.25செ.மீ. கனமும் (உயரம்) உள்ளதாகச் செய்து காயவைத்து எடுத்துக் கொள்ளப்பட்டதாக இருத்தல் வேண்டும்.
- புடம் நன்கு ஆறிய பின்னர் அகல்களை எடுத்து, சீலையைப் பிரித்து, அதனுள் இருக்கும் வில்லைகளை எடுத்துக் கல்வத்தில் இட்டு நன்கு அரைத்து வைக்கவும்.

பொதுவாகச் செந்தூரங்கள் எல்லாம் பெரும்பாலும் சிவப்பாகவே இருந்தாலும், கௌரி சிந்தாமணிச் செந்தூரம் மட்டும், விதிவிலக்காக, பூலாம் பழ நிறமாக (Dark Violet) இருக்கும்.

மேலே கூறப்பட்டுள்ள இருவகைச் செந்தூரங்களைத் தவிர, “எரிப்புச் செந்தூரம்”

“வறுப்புச் செந்தூரம்” “சூரிய புடச் செந்தூரம்” போன்ற “லகுபுடச் செந்தூரம்” போன்றவைகளும், “அரைப்புச் செந்தூரம்” போன்ற வகைகளும் சித்த மருத்துவ நடைமுறையில் உண்டு.

1. குப்பி எரிப்புச் செந்தூரங்களுக்கு உதாரணமாகப் “பூரணச் சந்திரோதயத்தையும்”, 2. புடச் செந்தூரங்களுக்கு “இரசச் செந்தூரத்தையும்”, “அப்பிரகச் செந்தூரத்தையும்”, 3. எரிப்புச் செந்தூரத்துக்கு “ஆறுமுகச் செந்தூரத்தையும்”, 4. வறுப்புச் செந்தூரத்துக்கு “அயவீரச் செந்தூரத்தையும்”, 5. அரைப்புச் செந்தூரத்துக்கு “சண்டமாருதத்தையும்”, 6. சூரிய புடம் போன்ற லகுபுட செந்தூரத்துக்குக் “காடிக்கார செந்தூரத்தையும்” உதாரணமாகக் கூறலாம்.

பண்பும், பாதுகாப்பும்

செந்தூரங்கள் பெரும்பாலும் சிவப்பாகவே இருக்கும். சிற்சில விதிவிலக்குகளும் உண்டு. இவற்றின் பண்புகள் பெரும்பாலும் பற்பங்களையே ஒத்திருக்கும். செந்தூரங்களுக்கான சோதனை முறைகளும், பெரும்பாலும் பற்பங்களுக்கு உள்ளவற்றைப் போன்றனவேயாம். இவற்றைச் சுத்தமான, ஈரப்பதமற்ற கண்ணாடிக் குடுவைகளில், காற்றுப் புகா வண்ணம் மூடி வைக்க வேண்டும்.

காலக்கெடு

செந்தூரங்கள் 75 ஆண்டுகள் வரை வன்மை உடையவை.

இனி சில செந்தூரங்களின் செய்முறைகளைப் பற்றி ஆராய்வோம்.

1. அப்பிரகச் செந்தூரம்

நூல் ஆதாரம் : சித்தா பார்முலரி ஆப் இந்தியா (பாகம் -1)

தேவையான சரக்குகள்

1. அப்பிரகநவநீதம்	-	80 கிராம்
2. வெங்காரம்	-	5 கிராம்
3. வெள்ளைச் சாரணைச் சாறு	-	தேவையான அளவு
4. ஆடாதோடை இலைச் சாறு	-	தேவையான அளவு
5. ஆலம் விழுதுச் சாறு	-	தேவையான அளவு

செய்முறை

முதல் இரண்டு சரக்குகளையும் முறைப்படி கல்வத்தில் இட்டுப் பொடித்து, வெள்ளைச் சாரணை வேர்ச்சாறு சேர்த்து, நன்கு அரைத்து வில்லைகளாகத் தட்டி, உலர்ந்த பின் முறைப்படி அகலில் வைத்து, சீலைமண் பூசி, கஜபுடமிடத் தேவையான வரட்டிகளின் அளவில் பாதியை உபயோகித்துப் புடமிடவும்.

இவ்விதம் திரும்பத் திரும்ப வெள்ளைச் சாரணை வேர்ச்சாறு கொண்டே அரைத்து 10 புடங்களும், அடுத்து ஆடாதோடை இலைச்சாறு கொண்டு அரைத்து 10 புடங்களும், கடைசியாக ஆலம் விழுதுக் குடிநீர் கொண்டு அரைத்து 10 புடங்களும் இடவும். புடங்களின் எண்ணிக்கை நெருங்கி வரும் பொழுது, செந்தூரத்தின் நிறம் சரியாக அமையாவிட்டால், வரட்டிகளின் எண்ணிக்கையை 600 வரை அதிகமாக்கலாம்.

செந்தூரமானது நன்கு பொடிக்கப்பட்ட செங்கல் நிறத்திலும், உலோகப் பளபளப்பின்றியும், (தளுக்கு இன்றி) இருக்க வேண்டும்.

அளவும், அனுபானமும்

100-200 மி.கி.வரை, தேனுடன், தினமும் இரு வேளைகள் கொடுக்கவும்.

தினமும் இரு வேளைகள் வீதம், இம்மருந்தை ஒரு மண்டலத்திற்கு கொடுப்பது வழக்கம்.

தீரும் நோய்கள்

இருபத்தியொரு வகை மேகம், மது மேகம் (இனிப்பு நீர்), நீரிழிவு ஆகியன.

குறிப்பு

- சிலர் ஆவாரைப் பஞ்சாங்கம் நான்கு பங்கு, அமுக்கரா நான்கு பங்கு, சீரகம் ஒரு பங்கு என்ற விகிதத்தில் எடுத்துத் தயாரித்த சூரணத்தில், 1-2 கிராம் எடுத்து அதில் செந்தூரத்தைச் சேர்த்துப் பசு வெண்ணெய்யில் குழைத்துக் கொடுப்பர்.
- இது புடச் செந்தூர வகையைச் சேர்ந்ததாகும்.

2. அயகாந்தச் செந்தூரம்

நூல் ஆதாரம் : அகத்தியர் செந்தூரம் - 300

தேவையான சரக்குகள்:

1. சுத்தி செய்த அயம் - 80 கிராம்
2. சுத்தி செய்த கந்தகம் - 80 கிராம்
3. சுத்தி செய்த காந்தம் - 20 கிராம்
4. சுத்தி செய்த இலிங்கம் - 10 கிராம்.
5. வெங்காரம் - 10 கிராம்
6. படிகாரம் - 10 கிராம்
7. பூநீறு - 10 கிராம்
8. சோற்றுப்பு - 10 கிராம்
9. இந்துப்பு - 10 கிராம்
10. நாட்டு நவாச்சாரம் - 10 கிராம்
11. கற்பூரம் - 10 கிராம்
12. எலுமிச்சம் பழச்சாறு - தேவையான அளவு

செய்முறை

மேற்கூறிய சரக்குகளை முறைப்படி நன்கு பொடித்து அரைத்து, ஒன்று சேர்த்துக் கல்வத்தில் இட்டு, எலுமிச்சம்பழச்சாற்றில் இரண்டு நாட்கள் அரைத்து, வில்லைகளாகத் தட்டி, உலர்ந்த பின் 100 வரட்டிகளில் புடமிடவும்.

செந்தூரம் சிவப்பு நிறமாய் இருக்க வேண்டும். செந்தூரத்தின் நிறம் சரியாக அமையாவிட்டால், மற்றொரு முறை புடமிடச் செந்தூரம் ஆகும்.

அளவும் அனுபானமும்

100-200 மி.கி.வரை தேனுடன் கொடுக்கவும். நெய், பஞ்ச தீபாக்கினிச் சூரணத்துடனும் கொடுப்பதுண்டு. தினமும் இரு வேளைகள் கொடுக்கவும்.

தீரும் நோய்கள்

எல்லா வகை வெளுப்பு நோய்கள் (பாண்டு நோய்கள்), ஊதல் நோய்கள் (சோபை) தீரும்.

குறிப்பு

இது புடச் செந்தூர வகையைச் சேர்ந்ததாகும்.

3. அன்னபேதிச் செந்தூரம்

நூல் ஆதாரம்: சித்த வைத்தியத் திரட்டு

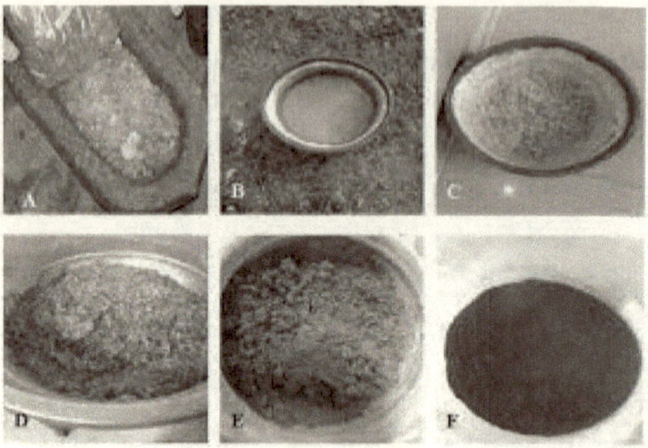

அன்னபேதிச் செந்தூரம்

தேவையான சரக்குகள்

1. தூய்மை செய்த அன்ன பேதி - தேவையான அளவு
2. காடி (அரிசிக்காடி நீர்) - தேவையான அளவு

செய்முறை

சுத்தி செய்த அன்னபேதியை கல்வத்தில் இட்டு, காடியைக் கொண்டு நன்கு அரைத்து, மெல்லிய வில்லைகளாகத் தட்டி, அகலிலிட்டு, சீலை செய்து இரண்டு அல்லது மூன்று புடமிடச் செந்தூரமாகும்.

அளவு

100-200 மி.கி. வீதம், தினமும் இரு வேளைகள் கொடுக்கவும்.

அனுபானமும், தீரும் நோய்களும்

1. தேன் - சுரம், வெளுப்பு நோய் (பாண்டு), காமாலை, சோபை (ஊதல் நோய்)
2. நெய் - சீதபேதி (கடுப்புக் கழிச்சல்)

குறிப்பு

- இது புடச் செந்தூர வகையைச் சேர்ந்ததாகும்.
- இது "நீர்மப்பொருள் விட்டரைத்துப் புடமிட்டெடுத்தல்" முறைப்படி செய்யப்படுவதாகும்.

4. ஆறுமுகச் செந்தூரம்

நூல் ஆதாரம் : சித்த வைத்தியத் திரட்டு

தேவையான சரக்குகள்

1. சுத்தி செய்த இரசம் - 50கிராம்
2. சுத்தி செய்த கந்தகம் - 90கிராம்
3. சுத்தி செய்த காந்தம் - 70கிராம்
4. அயப்பொடி - 120கிராம்
5. இந்துப்பு - 40கிராம்
6. வெங்காரம் (பொரித்தது) - 40கிராம்
7. கற்றாழைச் சாறு - தேவையான அளவு

செய்முறை

மேற்கூறிய நெ.2 முதல் 6 வரையிலான சரக்குகளைக் கல்வத்தில் இட்டுத் தனித்தனியே பொடித்துக் கொள்ளவும். இரசத்துடன், கந்தகத்தைச் சேர்த்து, அத்துடன் மற்ற சரக்குகளையும் சேர்த்து, கற்றாழைச் சாற்றை விட்டு நன்றாக உறவாகும்படி ஐந்து நாட்கள் வரை அரைத்து, வில்லை தட்டி நன்றாகக் காய வைக்கவும்.

பின்னர் அதனை வாய் அகன்ற சட்டியில் வைத்து, வாய் பொருத்தமான மற்றொரு சட்டியால் மூடி, ஏழுசீலை மண் வன்மையாய்ச் செய்து 24 மணி நேரம் அடுப்பில் இட்டு எரித்து, ஆறிய பின் எடுத்துப் பார்க்கச் செந்தூரம், மாதுளம் பூ நிறம் பெற்றிருக்கும். இதனைப் பொடித்துக் குப்பியில் அடைக்கவும்.

அளவும், அனுபானமும்

100-200மி.கி. வரை, தேன், திரிகடுகுச் சூரணம் சேர்த்து, தினமும் இரு வேளைகளுக்குக் கொடுக்கவும், நோய்களுக்குத் தக்கவாறு குறைந்த நாட்களுக்கோ அல்லது நீண்ட நாட்களுக்கோ கொள்ளவும்.

தீரும் நோய்கள்

அரைவாதம், விரைவாதம், அறுவகை எருவாய் முளை நோய்கள் (மூலம்) எரிகுன்மம், அனல், வறட்சி, வெடிசூலை, மார்பு சூலை, கர்ப்பரோகம், வெளுப்பு (பாண்டு), ஊதல் (சோகை), கிரந்தி, குடல் வாதம், வளி (வாதம்) அழல் (பித்தம்), கபம் (சிலேத்துமம்), அரையாப்பு, மதம், பெருங்கழிச்சல், (அதிசாரம்), மண்டையிடி (தலைவலி), தொண்டை வலி, கண்டமாலை, வறட் சூலை, சூலை ஆகியன தீரும்.

குறிப்பு:

- இது எரிப்புச் செந்தூர வகையினைச் சேர்ந்ததாகும்.
- இது "அடுப்பில் எரித்து அரைத்தெடுத்தல்" முறைப்படி செய்யப்படுவதாகும்.

5. இரசச் செந்தூரம்

நூல் ஆதாரம் : சித்த வைத்தியத் திரட்டு

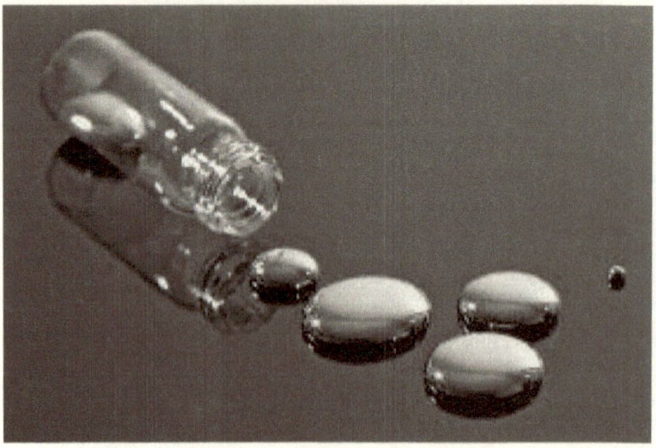

இரசம்

தேவையான சரக்குகள்:

1. சுத்தி செய்த இரசம் - 160 கிராம்
2. சுத்தி செய்த கந்தகம் - 40 கிராம்
3. சுத்தி செய்த தாளகம் - 10 கிராம்

செய்முறை

கந்தகத்தைக் கல்வத்தில் இட்டுப் பொடித்துக் கொண்டு, பிறகு இரசத்தைச் சிறிது, சிறிதாக அதில் சேர்த்து, இரண்டும் நன்கு கலந்து கறுப்பாகும் வரை அரைத்து முறைப்படி சீலை செய்த காசிக் குப்பியில் அடைத்து,மணல் சட்டியில் வைத்து அடுப்பில் ஏற்றி எரிக்கக் குப்பியில் இருக்கும், மருந்து இளகி உருகும்.

அந்தச் சமயத்தில் தூள் செய்த தாளகத்தைப் போட்டுக் கிண்டி விட்டு, 12 மணி நேரம் தீபாக்கினியாலும், 12 மணி நேரம் கமலாக்கினியாலும், 12 மணி நேரம் காடாக்கினியாலும் எரிக்கவும்.

சலாகையை இட்டுப் பார்க்கும்போது, கம்பியின் மேல் ஈயம் பூசியது போல் இருக்கும் தருணத்தில், குப்பியை உடைத்துக்

கண்ணாடித் துண்டுகள் சேராமல் மருந்தைப் பிரித்துக் கல்வத்தில் இட்டு நன்கு அரைத்து வைக்கவும்.

செந்துாரம் முருக்கம்பூப் போல் சிவந்திருக்க வேண்டும்.

அளவும், அனுபானமும்

50-100 மி.கி.வீதம் தேனுடன், பத்து நாட்களுக்குத் தினமும் இரு வேளைகளுக்குக் கொடுக்கவும்.

தீரும் நோய்கள்

மேக நோய், பவுத்திரம், எருவாய் முளை நோய் (மூலம்), நாட்பட்ட சுரங்கள், தோல் நோய்கள் ஆகியன.

பத்தியம்

புளி, புகையிலை, புகை ஆகியனவற்றை நீக்கவும்.

குறிப்பு

இது வாலுகாயந்திர எரிப்பு முறைப்படி அல்லது மண் மறைவுப்புடம் முறையில் செய்யப்படுவதாகும்.

6. காடிக்காரச் செந்துாரம்

நூல் ஆதாரம்: சித்த வைத்தியத் திரட்டு

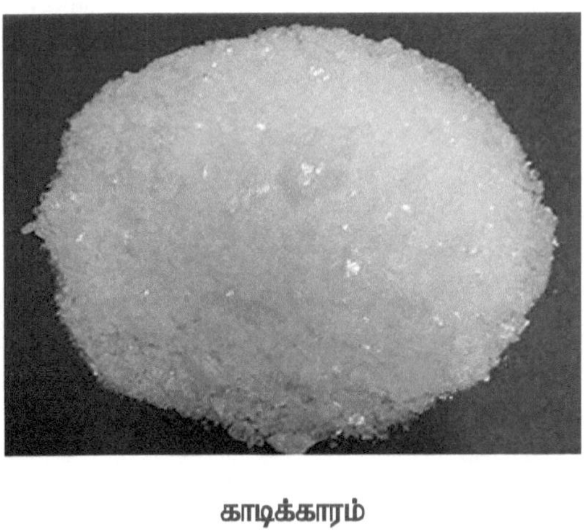

காடிக்காரம்

தேவையான சரக்குகள்:

1. காடிக்காரம் (பொடித்தது) - 30கிராம்
2. சுத்தி செய்த இலிங்கம் (பொடித்தது)- 30கிராம்
3. சுத்தி செய்த இரசச் செந்துாரம் - 30கிராம்

செய்முறை

முதலில் மேற்கூறிய சரக்குகளைத் தனித்தனியே நன்கு அரைத்து வைத்துக் கொள்ளவும். ஒரு கண்ணாடிப் புட்டியில் பாதியளவு இரசச் செந்தூரம் போட்டு, அதன் மேல் பாதி அளவு இலிங்கம் போட்டு, அதன் மேல் மேற்படி காடிக்காரம் முழுவதையும் போட்டு, அதன்மேல் மறுபாதி இலிங்கம் இட்டு, அதன் மேல் எஞ்சியிருக்கும் இரசச் செந்தூரம் முழுவதையும் இட்டு, புட்டியின் வாயை இறுக்கமாக மூடி, ஒரு தோலினால் புட்டியின் வாயை இறுக்கமாக மூடி, ஓர் தோலினால் புட்டியின் வாயை இறுக்கமாகச் சுற்றி, மேலே நூல் கொண்டு கட்டி, வேக வைத்துக் கொட்டிய நெற்குவியலுக்குள் வைத்து, சூடு ஆறிய பின் எடுத்து கல்வத்தில் இட்டு, அரைத்து நீல நிறக் கண்ணாடிப் புட்டியில் பத்திரப்படுத்தி வைக்கவும்.

அளவும், அனுபானமும்

100-200மி.கி. வரை, தினமும், இரு வேளைகளுக்கு தேன் அல்லது இஞ்சிச் சாறு அல்லது துளசிச் சாறு சேர்த்துக் கொடுக்கவும்.

தீரும் நோய்கள்

பட்ச வாதம் (பக்க வாதம்), பல்வேறுவிதமான வாத நோய்கள், வாந்திபேதி எனும் ஊழி பேதி (காலரா), சுரங்கள்,பேதி ஆகியன.

குறிப்பு:

- இம்மருந்து தானியப்புடம் முறையில் செய்யப்படுவதாகும். ("அவித்த நெல்லுக்குள் வைத்து புடமிட்டெடுத்தல்")
- இது லகுபுடச் செந்தூர வகையைச் சார்ந்ததாகும்.

7. கௌரி சிந்தாமணிச் செந்தூரம்

நூல் ஆதாரம் : அகத்தியர் வைத்திய காவியம் - 1500

தேவையான சரக்குகள்

1. சுத்தி செய்த இரசம் - 30கிராம்
2. சுத்தி செய்த சுந்தகம் - 30கிராம்
3. பொரித்த வெங்காரம் (அல்லது) - 20கிராம்
4. பொரிக்காத வெங்காரம் - 30கிராம்

செய்முறை

முதலில் கந்தகத்தைக் கல்வத்தில் இட்டு நன்கு அரைத்துக் கொள்ளவும். பிறகு இரசத்தைச் சிறிது, சிறிதாக அதில் சேர்த்து, எல்லா மருந்தும் கறுப்பாகும் வரை அரைத்துப் பின்னர் பொரித்த வெங்காரத்தையும் சேர்த்து அரைத்து, கெட்டியான துணியில் கொட்டைப் பாக்களவு உருண்டையான கிழிகள் கட்டி, சீலை செய்து, மண் சட்டியில் பரப்பியுள்ள மணலுக்குள் வரிசையாக வைத்து மூடி, 10 வரட்டிகளை மேலே வைத்துப் புடமிட்டு எடுத்து, ஆறியபிறகு மேல் கவசம் நீக்கி, மருந்தை எடுத்து நன்கு அரைத்து வைக்கவும், மருந்து பூலாம்பழம் போன்ற கறுப்பாய் இருக்கும்.

அளவு

100-200மி.கி. வீதம், இரு வேளைகளுக்கு, நாற்பது நாட்கள் வரை, தேன் , திரிகடுகு சூரணத்துடன் கொடுக்கவும்.

அனுபானங்களும், தீரும் நோய்களும்

1. திரிகடுகுச் சூரணமும், தேனும் சேர்த்துக் குழைத்துக் கொடுக்க சூலை-18, வாய்வு -26, குன்மம் -16, குடலிளைப்பு நோய் (உளைமாந்தம்), தீராச் சுரங்கள், எலிக்கடி, மந்தாரகாசம் ஆகிய நீங்கும்.
2. அழிஞ்சில் விதைத் தைலத்தில் கொடுக்க, வயிற்று நோய் -60, வாய்வு -32 இவைகள் தீரும்.
3. எருக்கிலைப் பழுப்பு வாட்டிய சாற்றில் கொடுக்கக் கழிச்சலை உண்டு பண்ணும். மோர் சாதம் உண்ண கழிச்சல் நிற்கும். விடபாகம் தீரும்.
4. தேன் மற்றும் திரிகடுகுச் சூரணத்துடன் தர மண்டைச் சூலையில் நற்பயனளிக்கிறது.
5. இந்த மருந்தை, 100 மி.லி. அளவில், தேனில் கொடுக்க பீனிசத் தலைவலி நீங்கும்.

பத்தியம்

உப்புக் குறைவான கறிகள், வெள்ளாட்டுப் பால், மாமிசம் ஆகியவற்றைப் பத்தியமாகக் கொடுக்கலாம்.

8. ஜலமஞ்சரி

நூல் ஆதாரம் : தேரையர் கரிசல் - 300

தேவையான சரக்குகள்

1	சங்கு	- 30 கிராம்
2.	சுத்தி செய்த கந்தகம்	- 30 கிராம்
3.	சஹஸ்ரவேதி	- 30 கிராம்
4.	சுத்தி செய்த காந்தம்	- 30 கிராம்
5.	படிகாரம் (பொரித்தது)	- 30 கிராம்
6.	வெங்காரம் (பொரித்தது)	- 30 கிராம்
7.	சுத்தி செய்த சிலாசத்து	- 30 கிராம்
8.	சுத்தி செய்த சீமைக்கல்நார்	- 30 கிராம்
9.	சுத்தி செய்த அயப்பொடி	- 30 கிராம்
10.	வெயுப்பு	- 270 கிராம்

செய்முறை

மேற்கூறிய சரக்குகளைத் தனித்தனியே பொடித்து ஒன்று சேர்த்து, நன்கு அரைத்து வைக்கவும். ஒரு பெரிய சட்டியை அடுப்பிலேற்றி எரித்துக் கொண்டே அதில் கொஞ்சம், கொஞ்சமாக கலவையைத் தூவ, அது உருகி பாறையைப் போல உறைந்துவிடும். அதைப் பெயர்த்து எடுத்துவிட்டு, மறுபடியும் மீதியுற்ற கலவையையும் இதே போல் செய்து, பின் எல்லாவற்றையும் ஒன்று கூட்டி, கல்வத்தில் இட்டு அரைத்து வைக்கவும்.

அளவும், அனுபானமும்

200-500 மி.கி.வீதம், இளநீர், எலுமிச்சம் பழச்சாறு, வெந்நீர், கரிசாலைக் குடிநீர் அல்லது கீழா நெல்லிக் குடிநீருடன், தினமும் இரு வேளைகளுக்குக் கொடுக்கவும்.

தீரும் நோய்கள்

நீராம்பல், பாண்டு, வீக்கம், துன்மாங்கிஷம் என்னும் அதிக உடற் பருமன், சோகை ஆகியன.

குறிப்பு

இது எரிப்புச் செந்தூர வகையைச் சேர்ந்தது.

9. படிகலிங்கச் செந்தூரம்

நூல் ஆதாரம் : சித்த வைத்தியத் திரட்டு

தேவையான சரக்குகள்:

1. படிகாரம் - 80 கிராம்
2. சுத்தி செய்த இலிங்கம் - 10 கிராம்
3. கடுக்காய்ப் பூ - 10 கிராம்
4. காட்டாத்திப் பூ - 30 கிராம்

செய்முறை

முதல் இரண்டு சரக்குகளையும் தனித்தனியே பொடித்து, ஒன்று சேர்த்துக் கல்வத்தில் இட்டு, ஒரு லிட்டர் தண்ணீரில் கடுக்காய்ப் பூ மற்றும் காட்டாத்திப் பூவைப் போட்டு, 125 மி.லி. ஆக சுண்ட வைத்து வடி கட்டிய குடிநீரால், இரண்டு நாட்கள் வரை நன்கு அரைத்து, நிழலில் உலர்த்திப் பொடித்து வைக்கவும்.

அளவும், அனுபானமும்

½ முதல் 1 கிராம் வரை, தினமும் இரு வேளைகளுக்கு, நெய் அல்லது வெண்ணெய் சேர்த்துக் கொடுக்கவும்.

தீரும் நோய்கள்

அதிசாரம் (கடுப்புக் கழிச்சல், குருதிக் கழிச்சல், சுரத்துடன் கூடிய கழிச்சல்), சீத பேதி, சூலை, ஊழி பேதி, பெரும்பாடு ஆகியன.

குறிப்பு

- இதற்கு “இலிங்கத்துவர்” என்றொரு பெயருமுண்டு.
- இது அரைப்புச் செந்தூர வகையைச் சேர்ந்ததாகும்.
- இது குடிநீரில் அரைத்து உலர்த்தியெடுத்தல் முறைப்படி செய்யப்படுவதாகும்.

10. படிகாரச் செந்தூரம்

நூல் ஆதாரம் : சித்த வைத்தியத் திரட்டு

தேவையான சரக்குகள்

1. பொரித்த படிகாரம் - 100 கிராம்
2. பூங்காவி - 100 கிராம்

செய்முறை

மேற்கூறிய இரண்டையும் கல்வத்தில் இட்டு, நன்கு அரைத்து வைக்கவும்.

அளவும், அனுபானமும்

200-400 மி.கி. வீதம், தினமும் இரு வேளைகளுக்கு, வெண்ணெய் அல்லது நெய் சேர்த்துக் கொடுக்கவும்

தீரும் நோய்கள்

சீத பேதி, பெரும்பாடு ஆகியன.

குறிப்பு

இது அரைப்புச் செந்தூர வகையின் பாற்படும்.

11. பூரணச் சந்திரோதயம்

நூல் ஆதாரம் : தேரையர் கரிசல் - 300

தேவையான சரக்குகள்:

1. தங்க ரேக்கு - 10 கிராம்
2. சுத்தி செய்த இரசம் - 80 கிராம்
3. சுத்தி செய்த கந்தகம் - 160 கிராம்
4. செம்பருத்திப் பூச்சாறு - தேவையான அளவு
5. வாழைக் கிழங்குச் சாறு - தேவையான அளவு

செய்முறை

முதலில் தங்க ரேக்கை இரசத்தில் தொந்திக்கச் செய்து நன்கு கலந்த பிறகு, அத்துடன் கந்தகத்தைச் சேர்த்து நன்கு அரைத்து, "கஜ்ஜலி" செய்து வைக்கவும்.

பிறகு இதைக் கல்வத்தில் இட்டு செம்பருத்திப் பூச்சாற்றால் இரண்டு நாட்களும், வாழைக் கட்டைச் சாற்றால் இரண்டு நாட்களும் அரைத்து, உலர்ந்தபின் தூள் செய்து முறைப்படி சீலை செய்த காசிக் குப்பியில் அடைத்து, மணல் சட்டியில் வைத்து, முத்தீயால் மூன்று நாட்கள் வரை விடாமல் எரித்து, ஆறிய பின்னர் செந்தூரத்தை எடுத்து அரைத்து வைக்கவும்.

அளவும், அனுபானமும்

100-200 மி.கி.வரை, தேன் அல்லது கற்பூராதிச் சூரணம் அல்லது வெற்றிலைச் சாறு சேர்த்து, தினமும் இரு வேளைகளுக்குக் கொடுக்கவும்.

தீரும் நோய்கள்

ஷயம், ஈளை, மலச்சிக்கல், எலிக்கடி, பித்தம், கபம், கிராணி காமாலை, கடுப்பு, குன்மம், சுரம், மேக சூலை, வெட்டை, சூலை, குடைச்சல், கெட்ட சதை வளர்தல் (துன்மாங்கிஷம்).

குறிப்பு

- இது ஒரு கற்ப மருந்தாகும் மற்றும் சிறந்ததொரு காமவர்த்தினியுமாகும்.
- இது குப்பிப்புட முறையைச் சேர்ந்ததொரு செந்தூரம் ஆகும். அதாவது இது குப்பியிலடைத்து மணலில் புதைத்து எரித்தெடுத்தல் முறைப்படி செய்யப்படுவதாகும்.

பகுதி - 4

சுண்ணம்

இயல்

சுண்ணாம்பைப் போன்று கடுங்காரமுடைய மருந்துகளுக்கு **"சுண்ணம்" (Caustic or alkalis)** என்று பெயர்.

சுண்ணாம்பும், சுண்ணாம்புச் சத்துமுள்ள மூலப் பொருட்களும் முறைப்படி வெந்த நிலையில், "சுண்ணம்" என்றே அழைக்கப்படுகின்றன. இவைகள் சித்த மருத்துவத்துக்கே உரித்தான சிறப்பானதொரு முறையின் கீழ் செய்யப்படுவனவாம்.

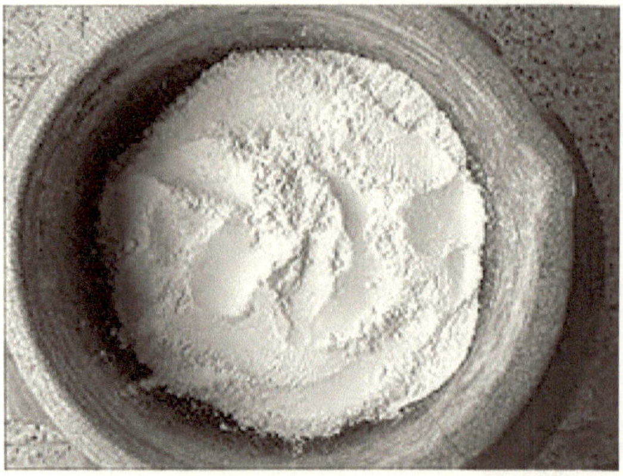

சுண்ணம்

இம்மருந்துகளும், சுண்ணாம்பைப் போன்றே மஞ்சளைச் சிவப்பாக்குகின்றன. வாய், தொண்டை போன்ற உள்ளுறுப்புகளின் நுண்ணிய சளிச் சவ்வுகளின் மேல் இவைகள் படும்போது, வேக்காட்டையும், அழற்சியையும் உண்டு பண்ணுகின்றன.

சிறிது மஞ்சள் தூளில், தயாரித்து வைத்துள்ள சுண்ணத்தில் ஒரு சிறு அளவைக்கலந்து சிறிது நீர்விட, கலவை சிவந்த நிறத்தையடைந்தால், தயாரித்த மருந்து, நன்கு சுண்ணமாக மாறியுள்ளது என்று பொருள்.

செய்முறை

பொதுவாகச் சுண்ணங்களை இருவிதமான செய்முறைகளின்படி தயாரித்துக் கொள்ளலாம்.

செய்முறை 1

இம்முறையில் சுண்ணாம்பு, சுண்ணாம்புச் சத்துகள் மூலப்பொருட்களும், செய்முறையில் குறிப்பிட்டுள்ளபடி கடுங்காரச் சுண்ணமாகும் வரை ஊதி எரித்தோ, புடமிட்டோ எடுத்துக் கொள்ளப்படுகின்றன.

உதாரணம்: வெடியுப்புச் சுண்ணம்

செய்முறை 2

இம்முறையில் பாதரசம், பாடாணங்கள், உலோகங்கள் ஆகியன தனித்தனியாகவோ அல்லது ஒன்று கலந்தோ கல்வத்தில் இடப்பட்டு, சிலவகை சாறு வகைகள் அல்லது செயநீர்கள் அல்லது புகைநீர்களால் (திராவகங்கள்) நன்கு அரைக்கப்பட்டு, உருட்டி உலர்த்தி, மூசை அல்லது அகலில் இடப்பட்டு, சீலை செய்யப்பட்டு, உலர்த்திக் கரி நெருப்பிலிட்டு ஊதி எரித்து, ஆற வைத்துப் பூத்தபின் எடுத்துக் கொள்ளப்படுகின்றன.

உதாரணம்: வெள்வங்கச் சுண்ணம்

பண்புகள்

சுண்ணங்கள் பெரும்பாலும் வெண்ணிறமுடையன. சுண்ணாம்பின் நிறத்தையும், சுவையையும் ஒத்தும், நுண்ணிய துகள் வடிவிலும் இருப்பன. இலேசான எடையை உடையன. மஞ்சளை சிவக்க வைப்பன. வாயில் பட்டால், புண்ணாக்கும் தன்மையுடையன. தக்க துணை மருந்துகளுடன் கொடுக்க, புண்ணாக்காத தன்மையுடையன.

எனவே இவற்றை நெய், வெண்ணெய், பால், இளநீர் போன்ற துணை மருந்துகளின் துணையுடன் மட்டுமே, உள்ளுக்கு கொடுக்க வேண்டும்.

பாதுகாப்பு முறை

இவற்றைத் தூய, காற்றுப் புகாத, ஈரமற்ற கண்ணாடிக் குடுவையில் பாதுகாத்து வைக்க வேண்டும்.

காலக்கெடு

சுண்ணங்கள் 500 ஆண்டுகள் வரை வன்மையுடையன.

இனி வெடியுப்பு சுண்ணத்தின் செய்முறையைப் பற்றி அறிவோம்.

1. வெடியுப்புச் சுண்ணம்

நூல் ஆதாரம்: குணபாடம் தாது-சீவ வகுப்பு பாகம் 2 & 3

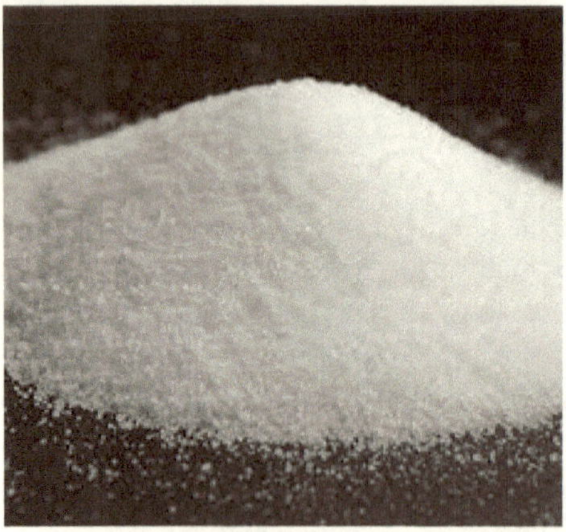

வெடியுப்பு

தேவையான சரக்குகள்:

1. சுத்தி செய்த வெடியுப்பு - 100 கிராம்
2. சுத்தி செய்த தூள் செய்த ஆமை ஓடு - 200 கிராம்

செய்முறை

ஆமை ஓடுகளை ஒரு சட்டியிலிட்டுப் பரப்பி, அதன் நடுவில் வெடியுப்பை வைத்து, மீதியுள்ள ஆமை ஓட்டை அதன்மேல் இட்டு, பரப்பி, சட்டியின் மேல் பாகத்தைத் தகுந்த மூடியால் மூடி சீலை செய்து, உலர்ந்தபின் 40 வரட்டிகளைக் கொண்டு புடமிட்டெடுக்கவும்.

அளவும், துணைமருந்தும்

100-200 மி.கி. வரை பால், சிறுபீளைச் சாறு, நீர் முள்ளிக் குடிநீர், இளநீர் அல்லது முள்ளங்கிச் சாற்றுடன் தினமும் இரு வேளைகளுக்குக் கொடுக்கவும்.

தீரும் நோய்கள்

நீரடைப்பு, நீர் எரிவு, நீர்க்கட்டு, சதையடைப்பு, வீக்கம் முதலியன.

பகுதி -5

களங்கு

இயல்

களங்கு ஆக்கும் செய்முறைக்கு உட்படுத்தித் தயாரிக்கப்படும் மருந்துகளுக்கு களங்கு என்று பெயர். களங்கு என்பது சித்த மருத்துவத்திற்கே உரித்தானதொரு சிறப்பு மருந்து வகையாகும்.

இது பொதுவாகப் பாதரசம் போன்ற நெருப்புக்கு ஓடும், சரக்குகளை, மூலிகைச் சாறுகளாலாவது, செய நீர்களாலாவது, புகை நீர்களாலாவது, சுருக்குக் கொடுத்து புடமிட்டு, கட்டிக் கரியிலிட்டு ஊதி, மணியாக்கி உருக்கி, பின்னர் அதனுடன் தங்கமும், நாகமும், சில சமயங்களில் தாமிரமும் கூட்டி ஊதி உருக்கி ஆற வைத்து எடுத்துக் கொள்வதாகும்.

களங்கினை, "Melt" என்று ஆங்கிலத்தில் பொருள் கொள்ளக்கூடும்.

காலக்கெடு

இவைகள் நூறு ஆண்டுகள் வரை வன்மையுடையன.

குறிப்பு

இப்பிரிவில் பயின்று வரும் சில கலைச் சொற்களுக்கான விளக்கம்:

1. **மூசை** : இது **குகை** என்றும் வழங்கப்படும். இது இரு வகைப்படும்.

   அ) மண் மூசை : மணல், கரி, சாம்பல், களிமண், தேங்காய் நார் இவைகளைச் சேர்த்து இது செய்யப்படுகிறது.

   ஆ) வச்சிரமூசை : களிமண், அயக்கிட்டம், சணல், தார், உமிக்கரி, அடுப்புக்கரி, சுண்ணாம்பு முதலிய சேர்த்து இது செய்யப்படுகிறது.
2. **புகைநீர்**: இது ஒரு திராவகமாகும்.
3. **செயநீர்:** இதுவும் ஒரு திராவகமாகும். இதன் செய்முறை, புகை நீர் செய்முறையிலிருந்து சற்றே வேறுபட்டதாகும்.
4. **நெருப்புக்கு ஓடும் சரக்குகள்:** இரசம், கந்தகம், வீரம், இலிங்கம், தாளகம், மனோசிலை, கௌரிப்பாடாணம், வெள்ளைப்பாடாணம், சங்குப்பாடாணம் போன்ற மிக எளிதில் நெருப்பில் ஆவியாகும் பொருட்கள். இனி பிரளய கால உருத்திரன் செய்முறையைப் பற்றி அறிவோம்.

1. பிரளய கால உருத்திரன்

நூல் ஆதாரம் : சித்த வைத்தியத் திரட்டு

தேவையான சரக்குகள்:

1.	சுத்தி செய்த செம்புப் பொடி	-	40 கிராம்
2.	சுத்தி செய்த தாளகம்	-	40 கிராம்
3.	சுத்தி செய்த இரசக் கற்பூரம்	-	10 கிராம்
4.	பொரித்த வெங்காரம்	-	10 கிராம்
5.	கற்பூரம்	-	10 கிராம்

செய்முறை

மேற்கூறிய எல்லாச் சரக்குகளையும் நன்கு பொடித்துக் கல்வத்தில் இட்டு, நன்கு அரைத்து, சீமை மூசையிலிட்டு மூடி சீலை செய்து, கருமான் உலையில் வைத்துப் பழுக்க ஊதவும்.

செம்பு நன்கு உருகியதும், அதற்கென தனியே வைத்திருக்கும் குப்பியில் ஊற்றி அறிய பிறகு எடுத்து வைக்கவும், அல்லது செங்கல்லில் பள்ளம் செய்து, அதில் ஊற்றி, ஆற விட்டு எடுக்கச் செம்பு களங்காக இருக்கக் காணலாம்.

அளவும், அனுபானமும்

50 - 100 மி.கி. வீதம் ஒரு நாளைக்கு 2-3 தடவைகள் தேனுடன் இழைத்துக் கொடுக்கவும். (இரண்டு அல்லது மூன்று முறைகள் இழைத்துத் தரலாம்)

தீரும் நோய்கள்

காலரா (ஊழிக் கழிச்சல்) விடாக்காய்ச்சல் (விஷசுரம்), பெருங்கழிச்சல் (அதிசாரம்), செரியாமை சுரம் (அசீரணசுரம்) ஆகியன தீரும்.

பகுதி - 6

பதங்கம்

இயல்

பதங்கமாக்கும் செய்முறைக்கு உட்படுத்தித் தயாரிக்கப்பட்ட மருந்துகளுக்குப் **"பதங்கம்" (Sublimate)** என்று பெயர்.

ஒரு திடப்பொருள், வெப்பப்படுத்தப் படும்போது திரவநிலையை அடையாமல், வாயு நிலையை (ஆவி நிலையை) அடைந்து, குளிர்ந்த பின்னர், பழைய திட நிலையைத் திரும்ப அடைவதையே **"பதங்கமாதல்" (Sublimation)** என்பர்.

இரசம், இலிங்கம், வீரம், பூரம், வெள்ளைப் பாடாணம் போன்றவற்றை தாது கனிம வர்க்கத்தைச் சேர்ந்த பதங்கமாகும் கனிமப் பொருட்களுக்கு உதாரணமாகக் கூறலாம்.

சாம்பிராணி, கற்பூரம் போன்றவற்றைப் பதங்கமாகும் தாவரப் பொருட்களுக்கு உதாரணமாகக் கூறலாம்.

இரசம், பாடாணங்கள் போன்ற எளிதில் பதங்கமாகக் கூடிய தாது, கனிமப் பொருள்களையும், சாம்பிராணி போன்ற பதங்கமாகக் கூடிய தாவரப் பொருட்களையும், செய்யப்படும் மருந்துக்கு ஏற்ப எடுத்துக்கொண்டு, பதங்கம் செய்வதற்கென்று வடிவமைக்கப்பட்டுள்ள கலங்களில் அவற்றை இட்டு மூடி, முறைப்படி எரித்துப் பின்னர் கலங்களின் மேற்பகுதியில் பதங்கித்து இருக்கும் பதங்கத்தைச் சுரண்டி எடுத்துக் கொள்வதே, இதன் செய்முறை ஆகும்.

செய்முறை

பொதுவாகப் பதங்கங்கள் இரண்டு விதமான செயல் முறைகளால் செய்யப்படுகின்றன.

செய்முறை 1

இரசத்தை மட்டும் தனித்தோ அல்லது அதனுடன் இரசக் கலப்புள்ள மருந்துகளைக் கலந்தோ எடுத்துக் கொண்டு, உப்பும், செங்கல் மாத்தூளும் இட்டு நிரப்பிய சட்டி ஒன்றின் மேலே அப்படியே அல்லது மூசை ஒன்றில் இட்டோ, அதன் நடுவில் வைத்து, மேலே உப்பு கொண்டு மூடி, சட்டியைக் கவிழ்த்தி, சீலை மண் செய்து உலர்த்த வேண்டும்.

பின்னர், அடுப்பிலேற்றிச் செய்முறையில் குறிப்பிட்டுள்ள தீயினளவுப்படியும், கால அளவுப்படியும் எரிக்கச் சட்டியினுள்ளே உள்ள சரக்குகள் ஆவியாகி மேலே சென்று பதங்கிக்கும்.

பதங்கிக்கும் சட்டியை அசையாமல் கீழிறக்கித் தானே குளிர வைத்துப் பிரித்து, மேல் சட்டியில் ஏறியிருக்கும் மருந்துகளைப் பக்குவமாய் சுரண்டி எடுத்து வைத்துக் கொள்ள வேண்டும். இது ஒரு செய்முறையாகும்.

செய்முறை 2

இம்முறையில் சில விதமான பாடாணங்களை, செய்முறையில் குறிப்பிட்டுள்ள இலைச்சாறுகளால் அரைத்து மூசை ஒன்றிலிட்டு, அதில் இரசமும் சேர்த்து, அதன் மீது நடுவே துளையுடன் கூடிய மேல் மூடி ஒன்றினைப் பொருந்தி வைத்து, மண் சீலை நாள் ஒன்றுக்கு ஒரு சீலை வீதம், ஏழு நாளைக்கும், ஏழு சீலை மண்செய்து உலர வைத்துக் கொள்ள வேண்டும்.

பின்னர் இந்த அமைப்பை, வேண்டிய அளவு உப்பிட்ட சட்டி ஒன்றின் நடுவில் வைத்து, பின்னர் அதனை மேல் சட்டி கொண்டு மூடி, சீலை செய்து, அடுப்பிலேற்றி, செய்முறையில் குறிப்பிட்டுள்ள கால அளவின்படியும், தீயின் அளவின்படியும் எரித்து சிறிது ஆறியபின், அதை அசையாமல் எடுத்து, மெதுவாய்ப் பிரித்து, மேல் சட்டியில் ஏறியிருக்கும் மருந்தைத் துடைத்து எடுத்துக் கொள்ள வேண்டும்.

அளவுக்கு மீறிய தீயிட்டு எரிந்தால், குப்பிகள் வெடித்துச் சிதறி மருந்து பாழாவதுடன், தீக்காயம் ஏற்படவும் வாய்ப்பு உள்ளதால், திட்டமான தீயிட்டு எரிப்பதே சாலச் சிறந்தது.

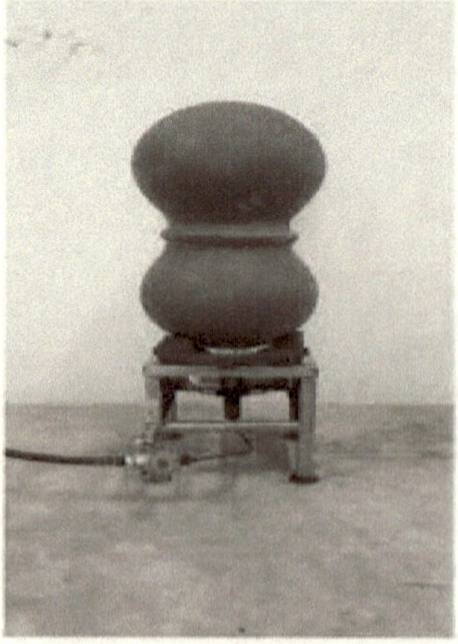

பதங்கம் எரிக்கும் கருவி

மேற்கூறிய இருவித செய்முறைகளின்படியும் செய்யப்பட்ட பதங்கங்களுக்கு உதாரணமாகப் பறங்கிப் பட்டைப் பதங்கம், திரிமூர்த்திப் பதங்கம், இலிங்கப் பதங்கம், சாம்பிராணிப் பதங்கம் ஆகியவற்றைக் கூறலாம்.

பண்பு

பதங்கங்கள் பெரும்பாலும் வெண்ணிறமாகவே இருக்கும். சிற்சில சமயங்களில் மங்கிய வெண்மை நிறமாயும் இருப்பதுண்டு.

பாதுகாப்பு முறை

இவற்றைக் காற்றுப் புகாத, ஈரமற்ற, தூய கண்ணாடிக் குப்பிகளில் பத்திரப்படுத்தி வைக்க வேண்டும்.

காலக்கெடு

மேற்கூறிய முறைப்படி பாதுகாக்கப்பட்ட பதங்கங்கள், 10 ஆண்டுகள் வரை வன்மையுடையன. அதற்குப் பின் அவைகள் பயனற்றனவாக ஆகிவிடுகின்றன.

குறிப்பு

இம்முறையில் முடிந்த மருந்துகளை உட்கொள்ளும்போது, இரசம் கலந்த மருந்துகளுக்கு என்னென்ன பத்தியங்களைக் கடைப்பிடிக்க வேண்டுமோ, அவற்றை இங்கேயும் அவசியமாகக் கடைப்பிடித்தல் வேண்டும்.

இனி சில பதங்கங்களின் செய்முறைகளைப் பற்றி அறியலாம்.

1. திரிமூர்த்திப் பதங்கம்

நூல் ஆதாரம் : சித்த வைத்தியத் திரட்டு

தேவையான சரக்குகள்:

1. சுத்தி செய்த வீரம் - 30 கிராம்
2. சுத்தி செய்த பூரம் - 30 கிராம்
3. சுத்தி செய்த வெள்ளைப் பாடாணம் - 30 கிராம்

செய்முறை

இம்மூன்று சரக்குகளையும் தனித்தனியே பொடித்த பிறகு, ஒன்று கலந்து ஒரு சட்டியிலிட்டு, வெற்றிலைச் சாறு தடவிய மற்றொரு மேற்சட்டி கொண்டு மூடி, அடுப்பிலேற்றி, ஆறு மணி நேரம் எரிக்கவும். ஆறியபின் சீலையைப்பிரித்து, மேற்சட்டியில் பதங்கித்து இருப்பதைப் பிரித்தெடுத்து வைக்கவும். இதே போல் மீண்டும், மீண்டும் இதனை ஐந்து தடவைகள் எரிக்கவும்.

அளவும், அனுபானமும்

25-50மி.கி. வீதம், காலை ஒரு வேளை மட்டும். பனை வெல்லம் அல்லது ஒரு தேக்கரண்டி ஆமணக்கு எண்ணெய்யுடன் கொடுக்கவும்.

தீரும் நோய்கள்

பக்கவாதம், கண்டமாலை, அரையாப்பு

பத்தியம்

மருந்தையுண்ணும்போது, உப்பை நீக்கிய உணவையே உட்கொள்ள வேண்டும்.

குறிப்பு

இந்தப் பதங்கத்தை தொடர்ச்சியாக மூன்று நாட்களுக்கு மேல் உள்ளுக்கு கொடுக்கக் கூடாது.

2. பறங்கிப்பட்டைப் பதங்கம்

நூல் ஆதாரம் : சித்த வைத்தியத் திரட்டு

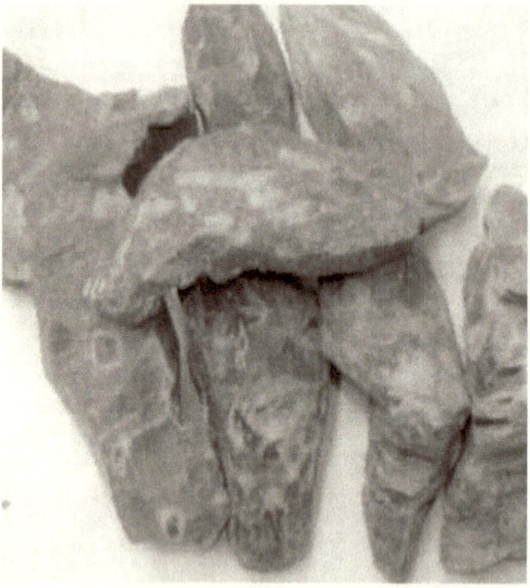

பறங்கிப் பட்டை

தேவையான சரக்குகள்:

அ) பாவனம் செய்யத் தேவையானவை:

1. பறங்கிப் பட்டை - 150 கிராம்
2. கழுதைலத்திச் சாறு
3. குப்பைமேனி சமூலச்சாறு
4. பொடுதலை சமூலச்சாறு
5. கையாந்தகரை சமூலச்சாறு
6. சங்கங் குப்பி இலைச்சாறு
7. பசுவின் பால்

(2–7) இச்சாறுகள் பாவனம் செய்வதற்கு வேண்டிய அளவு

ஆ) மருந்து செய்யத் தேவையானவை:

1. மேற்படியாக பாவனம் செய்த பறங்கிப்பட்டை : 150 கிராம்
2. சுத்தி செய்த கந்தகம் : 30 கிராம்
3. சுத்தி செய்த இரசம் : 150 கிராம்
4. சுத்தி செய்த இலிங்கம் : 150 கிராம்

செய்முறை

அ) பறங்கிப் பட்டையைப் பாவனம் செய்தல்:

பறங்கிப் பட்டையைச் சிறு, சிறு துண்டுகளாக நறுக்கி, மேற்கூறிய சாறுகளில் நன்கு ஊற வைத்து எடுத்து உலர்த்திக் கொள்ளவும். இதுவே பறங்கிப் பட்டையைப் **"பாவனம்"** செய்யும் முறையாகும்.

ஆ) பதங்கம் செய்யும் முறை:

இரசம், கந்தகம், இலிங்கம் ஆகிய மூன்றையும் பொடித்து ஒரு சட்டியிலிட்டு, அந்தச் சட்டியின் வாய்க்குக் கச்சிதமாகப் பொருந்தக் கூடிய சல்லடைக் கண்கள் போன்று துளைகளிட்ட அகல் ஒன்றினை அதன் மீது பொருத்தி, அதன் மீது பாவனம் செய்து தயாராக வைத்துள்ள பறங்கிச் சக்கைகளைப் பரவலாகப் போட்டு, சட்டி ஒன்றினை அதன் மீது கவிழ்த்து, வன்மையாகச் சீலை செய்து, அடுப்பில் ஏற்றி மூன்று மணி நேரம் எரிக்கவும். ஆறிய பின் பறங்கிச் சக்கைகளைத் தூள் செய்து வைக்கவும்.

அதாவது இம்முறையில், மருந்தில் சேரவேண்டிய பாடாணங்கள் புகையூட்டும் செய்கையின் மூலமாகப் பறங்கிப் பட்டைக்குள் உட்செலுத்தப்படுகின்றன (அதாவது உட்கிரகித்துக் கொள்ளப்படுகின்றன)

அளவும், அனுபானமும்

100-200மி.கி.வரை, பனை வெல்லத்துடன், தினமும் இரு வேளைகள் வீதம், நாற்பது நாட்களுக்குக் கொடுக்கவும்.

தீரும் நோய்கள்

இருபத்தியொரு வகை மேகம், சூலை, கருங்கிரந்தி, கீல் பிடிப்பு, விரணம், சிரங்கு, புண்கள், வாய் நாற்றம், பல்சூலை, குஷ்டம், தோல் நோய்கள் ஆகியன.

பகுதி - 7

குழம்பு

இயல்

நன்கு முடிந்த நிலையில், **“குழம்பு”** போன்று (Semi liquid consistency) தோற்றமளிக்கும் சில மருந்து வகைகளுக்கு குழம்பு என்று பெயர். சித்த மருத்துவத்தில் குழம்பு வகைகளை இரு விதமான செய்முறைகளின் படி செய்து கொள்ளலாம்.

1. செய்முறையில் கூறப்பட்டுள்ள சரக்குப் பொடிகள், சிலவகை மூலிகைச் சாறுகளுடன் கலக்கப் பட்டு, அடுப்பிலேற்றி எரிக்கப் பட்டு, குழம்பு பதத்தில் எடுத்துக் கொள்ளப் படுகின்றன.
2. மற்றொரு முறையில், செய்முறையில் கூறப்பட்டுள்ள மருந்துச் சரக்குகள், நெய் பசையுள்ள பொருட்களைக் கொண்டு நன்கு அரைக்கப்பட்டு, குழம்பு பதத்தில் எடுத்துக் கொள்ளப் படுகின்றன.

செய்முறை

முதலில் தூய்மை செய்யப்பட்ட மருந்துச் சரக்குகள், கல்வத்தில் இட்டுப் பொடித்து, சலித்துக் கொள்ளப் படுகின்றன. பின்னர், இவற்றை பாத்திரம் ஒன்றில் இட்டு தனி மூலிகைச் சாற்றுடனோ அல்லது பற்பல மூலிகைகளின் சாற்றுடனோ கலந்து நன்கு கிளறி, தேவைப்பட்டால் சர்க்கரை அல்லது தேனையும் சேர்த்து அடுப்பிலேற்றிக் கிளறிக் கொண்டே வர, குழம்பு பக்குவம் வரும்.
உதாரணம்: சாதி சம்பீரக் குழம்பு

மற்றொரு முறையில், மருந்துச் சரக்குகள் கல்வத்தில் இடப்பட்டு பொடித்து சலித்துக் கொள்ளப் படுகின்றன. மேற்படி சூரணங்களை, நெய்பசையுள்ள பொருட்களைக் கொண்டு நன்கு அரைத்து, குழம்பு பக்குவம் வரும்போது எடுத்துக் கொள்ள வேண்டும்.
உதாரணம்: விஷக்குழம்பு, கௌசிகர் குழம்பு, அகத்தியர் குழம்பு

இம்மருந்து வகைகளுக்கு, குழம்பு போன்ற தன்மை இவற்றுடன் சேர்க்கப் படும் தேன், எண்ணெய் வகைகள், வெண்ணெய் மற்றும் தாவரங்களின் பிசுபிசுப்பு சத்துப் பொருட்களாலேயே ஏற்படுகின்றன.

பாதுகாப்பு

இவற்றை தூய, ஈரப்பதமற்ற, காற்றுப்புகாத கண்ணாடிக் கொள்கலன்களில் பாதுகாத்து வைத்தல் வேண்டும்.

காலக்கெடு

முறையாகப் பாதுகாத்து வைக்கப் பட்டிருந்தால் இவைகள் ஐந்து ஆண்டுகள் வரை வன்மையோடு இருக்கும்.

இனி சில குழம்புகளின் செய்முறைகளைப் பற்றி ஆராய்வோம்.

1. அகத்தியர் குழம்பு

நூல் ஆதாரம் : சித்த வைத்தியத் திரட்டு

தேவையான சரக்குகள்:

1. பெருங்காயம் : 10 கிராம்
2. கடுகு : 10 கிராம்
3. இந்துப்பு : 10 கிராம்
4. சுத்தி செய்த இரசம் : 10 கிராம்
5. வெங்காரம் (பொரித்தது) : 10 கிராம்
6. சுத்தி செய்த நாபி : 10 கிராம்
7. சுத்தி செய்த மனோசிலை : 10 கிராம்
8. ஓமம் : 10 கிராம்
9. சுத்தி செய்த அரிதாரம் : 10 கிராம்
10. கருஞ்சீரகம் : 10 கிராம்
11. சுத்தி செய்த நேர்வாளம் : 10 கிராம்

செய்முறை

முதல் பத்து சரக்குகளையும் நன்கு பொடித்து வைக்கவும். நேர்வாளம் 50 கிராமைக் கல்வத்தில் இட்டு, நன்கு அரைத்து மெழுகு போல் செய்து கொள்ளவும். மீதி 50கிராம் நேர்வாளத்தை ஆமணக்கு எண்ணெய்யில் வறுத்துக் கல்வத்தில் இட்டு அரைத்து முன்பு அரைத்த நேர்வாளத்தையும், மற்ற சரக்குகளையும் சிறிது, சிறிதாகச் சேர்த்து மெழுகு போல் நன்கு அரைத்து வைக்கவும்.

அளவு

100-200மி.கி. தக்க அனுபானத்துடன், தினமும் இரு வேளைகளுக்குக் கொடுக்கவும்.

தீரும் நோய்களும், அனுபானமும்

	நோய்		அனுபானம்
1.	காய்ச்சல் (சுரம்)	-	சுக்குக்கற்கம்
2.	இருமல்	-	கடுக்காய்க்குடிநீர்
3.	குளிர் சுரம், சூதக வாயு	-	சுக்கு, மிளகுக் குடிநீர், சுக்கு, மிளகுப்பொடி
4.	குருதி எருவாய் முளை	-	பசுவின் நெய், (இரத்த மூலம்) எருமைப் பால்.
5.	வெளுப்பு (பாண்டு),	-	மிளகுப் பொடி, ஊதல் (சோபை) வெள்ளை வெங்காயச்சாறு நீராம்பல், வெப்புப் பாவை
6.	சன்னி	-	தேன், இஞ்சிச் சாறு
7.	குன்மம்	-	கும்மட்டிக்காய்ச் சாறு
8.	நீராம்பல், வாய்ப்புண்	-	நொச்சி இலை, சுக்குக்குடிநீர்
9.	பிளவை, தொடை வாழை	-	வெளிப்பூச்சாக அரையாப்பு, சிலந்தி, தண்ணீர் (அ) உமிழ்நீர் சேர்த்துத் தடவவும் ஸ்தன விப்புருதி, புண்
10.	சன்னிவாதம்	-	ஏலத்தூள்
11.	கபால வலி, பிசாசு, கடி விஷங்கள்	-	குழம்பைத் துணி துண்டில் தடவி திரியாகத் திரித்துக் கொளுத்திப் புகை பிடிக்கவும்
12.	வலிகூடிய தலைவாதம், நீர்ச்செரிப்பு, கல்லடைப்பு, கிரந்தி, பறங்கிப்புண்	-	சங்கன் குப்பிச் சாறு
13.	பதிமூன்று வகை சன்னி	-	கொடி வேலி வேர்ப்பட்டை, கழற்சிக்கொடி, வேப்பம்பட்டை, முசுமுசுக்கை, நொச்சி ஆகியவற்றின் குடிநீர்
14.	சூதக வாயு, கர்ப்பவாதம்	-	வெள்ளாட்டுப் பால்விட்டு இடித்துப் பிழிந்த

		நாவற்பட்டைச் சாற்றுடன், சீரகப்பொடி.
15. சூதக வாயு	-	மிளகும், சுக்கும் சேர்ந்த பொடி
16. பிரமை	-	பனங்கற்கண்டு
17. மலடு	-	பசும்பால் விட்டு அரைத்த அரசங்கொழுந்து கற்கத்துடன் மூன்று நாட்கள்.

பத்தியம்

உப்பு, புளி நீக்கவும், பால் சோறு, பசுவின் நெய், முருங்கைப் பிஞ்சு, வாழைப்பிஞ்சு, நாரத்தங்காய், தூதுவளை ஆகியவைகளைக் கொள்ளல் நன்று.

குறிப்பு

1. தொடர்ந்து மூன்று நாட்களுக்கு மேல் இதனைப் பயன்படுத்த கூடாது.
2. இம்மருந்து அதிக பேதியை உண்டு பண்ணும். எனவே அளவைக் குறைத்துக் கொடுத்தலே நலம். அதிகம் பேதியானால் சீரகம், புளி அல்லது இவைகளின் குடிநீர், மோர்ச் சோறு, வசம்பு சுட்ட கரி கொடுக்க பேதி நிற்கும்.
3. மருந்து செய்முறைக்கு "அமிர்தகலை ஞானமும்", துணை மருந்தும், தீரும் நோய்களும் அடங்கிய விவரங்களுக்குச் "சித்த வைத்தியத் திரட்டும்" மேற்கோள் ஆதாரங்களாகும்.
4. இம்மருந்தைச் செய்யும்போது, கல்வத்தில் இட்டு அரைப்பவர், மோரும் சோறும் உண்டு. உடல் முழுவதையும் தேங்காய் எண்ணெய்யால் பூசிக் கொள்ள வேண்டும்.
1. இன்றேல் சிலருக்கு ஒவ்வாமை அறிகுறிகள் (Allergic Symptoms) தோன்றலாம்.
5. அரசினர் சித்த மருந்து செய்முறைப் புத்தகத்தில், கடுகுக்குப் பதிலாக கடுகு ரோகிணி என்று குறிப்பிடப்பட்டுள்ளது.

2. கௌசிகர் குழம்பு

நூல் ஆதாரம் : சித்த வைத்தியத் திரட்டு

தேவையான சரக்குகள்:

1. கடுக்காய்த் தோல் : 10 கிராம்
2. கடுகு : 10 கிராம்
3. இந்துப்பு : 10 கிராம்
4. பெருங்காயம் : 10 கிராம்
5. பொரித்த வெங்காரம் : 10 கிராம்
6. சுத்தி செய்த இரசம் : 10 கிராம்
7. சுத்தி செய்த மனோசிலை : 10 கிராம்
8. திப்பிலி : 10 கிராம்
9. சுத்தி செய்த அரிதாரம் : 10 கிராம்
10. சீரகம் : 10 கிராம்
11. கடுகுரோகிணி : 10 கிராம்
12. சுத்தி செய்த நாபி : 10 கிராம்
13. சுத்தி செய்த நேர்வாளம் : 120 கிராம்
14. தேங்காய் ஓட்டின் கரி : 50 கிராம்
15. வெல்லம் (பனை வெல்லம்) : 50 கிராம்
16. உத்தாமணிச் சாறு (எ) வேலிப்பருத்திச் சாறு : தேவையான அளவு
17. தேங்காய்ப்பால் : தேவையான அளவு

செய்முறை

முதல் பன்னிரண்டு சரக்குகளையும் நன்கு இடித்து சலித்து வைக்கவும். நேர்வாளத்தை இளவறுப்பாய் வறுத்துக் கல்வத்தில் இட்டு, நன்கு அரைத்து, அதனுடன் மற்ற சரக்குகளின் சூரணத்தையும் ஒன்று சேர்த்து நன்கு அரைக்கவும். பிறகு உத்தாமணிச் சாற்றால் ஒரு நாள் நன்றாக அரைத்து, தேங்காய் ஒட்டின் கரியும், வெல்லமும் சேர்த்து தேங்காய்ப் பாலால் மீண்டும் ஒரு நாள் நன்றாக அரைத்து, குழம்பு பதத்தில் எடுத்து வைக்கவும்.

அளவு

100-200 மி.கி.வரை, தக்க அனுபானத்துடன், தினமும் இரண்டு வேளைகளுக்குக் கொடுக்கவும்.

அனுபானமும், தீரும் நோய்களும்:

1.	நாக்கில் தடவி	:	வெள்ளை, அக்கரம், 21 வகை தோடம் வெந்நீர் அருந்த சினப்புகள்.
2.	வெந்நீர்	:	சன்னி, தோடம், எல்லாவகை சுரங்கள்,
3.	கடுக்காய்க் குடிநீர்	:	ஈளை, இருமல் - 20
4.	சுக்கும், வெந்நீரும்	:	குளிர் சுரம், நடுக்கல் சுரம்
5.	சீதேவிச் செங்கழுநீர் சமூலம், சீரகம் சேர்ந்த குடிநீர்	:	உட்சுரம்
6.	ஏலம், மிளகுப்பொடி	:	எண் வகைச் சுரம்
7.	கொன்றைக் கொழுந்து	:	என்புச் சுரம்
8.	கடுக்காய்ப் பொடியும், எண்ணெய்யும்.	:	ஏங்கல், பொருமல்
9.	மோர், உசில்பட்டை	:	சன்னி, இருமல், சத்தி, உளைமாந்தை.
10.	தூதுவளைச் சாறு	:	இருமல், விப்புருதி - 13
11.	தகரைச் சாறு	:	வாந்தி, குன்மம்
12.	உசிலம்பட்டைச்சாறு	:	சுவாசம்
13.	ஆமணக்கு நெய்	:	குன்மம்
14.	வல்லாரைச் சாறு	:	வாயு குன்மம்
15.	புளியாரைச் சாறு	:	அழல் குன்மம்
16.	இளநீரும், சீரகமும்	:	எரி குன்மம்
17.	சிற்றாமணக்கு எண்ணெய், தாய்ப்பால்	:	குடல் வலி, சூலை நோய், குவளை விப்புருதி
18.	ஆடாதோடை, அரத்தை, வெண்ணெய்	:	ஈளை, இருமல், பொருமல், கோழை
19.	ஆவின் மோர் (பசுவின் மோர்)	:	விப்புருதி
20.	பழம் பாசி, மோர்	:	பைத்திய குன்மம்
21.	வெள்ளாட்டுப்பால்	:	விரை வாயு
22.	வெள்ளாட்டு நெய்	:	பொருமலும், பக்க சூலையும்.
23.	பசுவின் பால், நெய், சர்க்கரை	:	சூலை வலி, எரிச்சல்
24.	ஆவின்பால் எனும் பசும்பால், நெய்	:	தொழுநோய்

25. சுக்குநீர், சீரகம் : சூதக வாயு
26. கற்கண்டு, சர்க்கரை நெய் : வெப்ப வாயு
27. பறங்கிபட்டைத் தூள், பால், நெய் : 18 வகை சூலை
28. தாய்ப்பால், வெண்ணெய்: எருவாய் முளைநோய் (மூலம்)
29. ஈருள்ளி, சுக்கு, மிளகு, சீரகம் : நாட்பட்ட சூதிகா வாதம்
30. பால், நெய், மோர் : அறுவகை எருவாய் வாயு (மூல வாயு)
31. நெய், பசும்பால் : குருதி எருவாய் முளை நோய் (இரத்தமூலம்)
32. நெய் : நிணக்கழிச்சல் (கிராணி)
33. பால் : எருவாய் முளை நோய் (மூலம்)
34. மோர் : எருவாய் முக்கல்
35. செம்மறியாட்டுக் கொழுப்புநோய் : கீழ் எருவாய் முளை, கழிச்சல்.
36. துணியில் தடவி, திரியாக எரித்து, அப்புகையைக் காட்ட : எருவாய்கடுப்புத் தணியும், முளைகள் வீழும், தாமரைக்காய் போன்ற கொடிய முளைகள் கரைந்து விழும்.
37. புகைகாட்ட : ஆண்குறித் தாமரைச் சிலந்தி, பவுத்திரம், கண்டமாலை, கழுத்துக் கழலை.
38. எருக்கம் பாலில் துணியை நனைத்து உலர்த்தி இக்குழம்பை அதன்மீது : மூக்குநீர்ப் பாய்ச்சல், முகவாத சன்னி, நாக்கு

தடவித்திரித்து வேப்பெண்ணெய்யில் : அச்சரங்கள், பல்லரணை, பல்சன்னி, உண்டாகும் புகையை நாசியில் ஏற்ற பல்குத்து, மண்டைச் சுரப்பு, பீனிசம் கபாலச் சூலை, கன்னக்கிரந்தி.

39. வேலிப்பருத்திச் சாறு: விரைவாயு, வலி, மலநீர்க்கட்டு.

40. கருநொச்சிச் சாற்றில் உள்ளுக்குக் : தொழுநோய், குறைநோய் கொடுத்து மேலும் பூச
41. தில்லைப்பூ, பனைவெல்லம்: தொழுநோய் - 18
42. தலைமயிர் சுட்ட சாம்பல், வெங்காரப்பொரி : மலநீர்க்கட்டு
43. ஆமணக்கெண்ணெய், வெள்ளாட்டுக்கோமியம் : மஞ்சள் காமாலை, ஊதல் (சோபை), பெருவயிறு (மகோதரம்)
44. திரிபலைத்தூள் : வெளுப்பு (பாண்டு)
45. தழுதாழைச் சாறு : வலிப்புசன்னி, உயிரைப் போக்ககூடிய வளிநோய் (மரணவாதம்)
46. சிறுகழுதைச் சிறுநீர் : முற்றுடல் வலி, சந்துசூலைக் கட்டு
47. கழுதைப்பால் : வளி (80), வாயுக்கள்
48. இஞ்சிச் சாறு, சுக்குநீர்: சன்னி - 13
49. முருக்கிலைச் சாற்றில் (மூன்று நாள் கொடுக்க): எண் வகை வலிப்பு
50. எருக்கிலைச் சாறு : வெறிநாய், வெறிநரி, எலி, அரணை, செய்யான், பூரான், வண்டுகளின் கடி விஷம் சில்விடம், எரி, பொரி மற்றும் பொன் வண்டுகளின் கடி, சிறு வண்டு, நீர் வண்டுகளின் கடி.
51. கொட்டு வாயில் மேற்பூச்சாகத் தடவ : தேள் கடி
52. நாக்கில் தடவி வெந்நீர் குடிக்க : நட்டுவாக்கலி கடி
53. எருக்கன் பழுப்புச்சாறு: 64 - விடங்கள்
54. கண்ணில் கடுகளவு கலிக்கமிட்டு, உள்ளுக்கு எருக்கிலைச் சாற்றில் கொடுக்க : கறுத்த வழலைக் கடி, மயக்கம், கொம்பேறி மூக்கன், விரியன், நாகம், கொடுக்க மண்டலி, புடையன் பாம்புகளின் கடி விஷங்கள்.

55. வேலிப்பருத்தி இலையின் சாற்றில் உள்ளுக்குக் கொடுத்துக் கண்ணிலும் கலிக்கமிட : விரிதலை நாகக் கடி ஆகியன தீரும்.

குறிப்பு

1. கண்ணில் வருத்தம் உண்டானால், கண்களின் மேல் கற்றாழைச் சோற்றால் ஒற்றடமிட்டு கட்டத் தீரும்
2. உள்ளுக்குக் கொடுக்கும்போது ஏற்படும் கழிச்சலுக்கும், வயிற்றுக் கடுப்பிற்கும், மோர், கிராம்பு, ஆவாரம் பட்டை கலந்து கொடுக்கலாம்.

3. சாதி சம்பீரக் குழம்பு (பெரிய சாதிக் குழம்பு)

நூல் ஆதாரம் : சித்த வைத்தியத் திரட்டு

தேவையான சரக்குகள்:

1. பச்சைக் கற்பூரம் : 10 கிராம்
2. சுத்தி செய்த இலிங்கம் : 40 கிராம்
3. எலுமிச்சம் பழச்சாறு : 600 கிராம்

செய்முறை

இலிங்கத்தை நன்கு பொடித்து, எலுமிச்சம் பழச் சாற்றில் கலந்து வைத்துக் கொள்ளவும். கற்பூரத்தை ஒரு பெரிய அகலில் வைத்து, மற்றொரு அகலால் மூடி, அடுப்பில் ஏற்றி சிறு தீயால் எரிக்கவும். கற்பூரம் முற்றிலும் எரிந்த பின், அந்த அகலில் இலிங்கம் கலந்த எலுமிச்சம் பழச்சாற்றைச் சிறிது, சிறிதாக ஊற்றிக் குழம்பு பதத்தில் காய்ச்சி இறக்கிப் பத்திரப்படுத்தவும்.

அளவும், அனுபானமும்

100-200மி.கி. வரை, பனைவெல்லம் அல்லது ஒரு கரண்டி விளக்கெண்ணெய்யுடன், நோய் வன்மைக்குத் தக்கப்படி, ஒரு நாளைக்கு 3-4 தடவைகள் கொடுக்கவும்.

தீரும் நோய்களும்

வாந்தி, பித்தம், விக்கல், தாகம், பாண்டு, மூர்ச்சை, மந்த பேதி, வெப்பு, உடல் வெளுத்துச் சில்லிடுதல் ஆகியன. (முக்கியமாகக் குழந்தைகளுக்கு உண்டாகும் இந்நிலைகள்).

4. விஷக் குழம்பு

நூல் ஆதாரம் : சித்த வைத்தியத் திரட்டு

தேவையான சரக்குகள்

1. சுத்தி செய்த கருநாபி : 10 கிராம்
2. பொரித்த வெங்காரம் : 10 கிராம்
3. இந்துப்பு : 10 கிராம்
4. நிர்விஷம் : 10 கிராம்
5. கருஞ்சீரகம் : 10 கிராம்
6. சுத்தி செய்த கந்தகம் : 10 கிராம்
7. சுத்தி செய்த இரசம் : 10 கிராம்
8. சுத்தி செய்த மனோசிலை : 10 கிராம்
9. நவாச்சாரம் : 10 கிராம்
10. சுத்தி செய்த நேர்வாளம் : 10 கிராம்
11. பனை வெல்லம் : தேவையான அளவு
12. சிரட்டைக்கரி : தேவையான அளவு
13. தேங்காய்ப்பால் : தேவையான அளவு
14. உத்தாமணிச் சாறு அல்லது வேலிப்பருத்திச் சாறு : தேவையான அளவு

செய்முறை

முதலில் இரசத்தையும், கந்தகத்தையும் சேர்த்தரைத்துத் தொந்தித்துக் கொண்ட பின்னர், நெ.9 வரையுள்ள சரக்குகளை நன்கு பொடித்து வைக்கவும். நேர்வாளத்தை கல்வத்தில் இட்டு நன்கு அரைத்துப் பொடித்த சரக்குகளைச் சேர்த்து, உத்தாமணிச் சாற்றால் ஒன்பது மணி நேரம் நன்கு அரைக்கவும்.

பிறகு பனைவெல்லம், சிரட்டைக் கரி இவை இரண்டையும் தேவையான அளவு சேர்த்து, தேங்காய்ப் பால் விட்டு அரைத்துக் குழம்புப் பதத்தில் எடுத்து வைக்கவும்.. இதனைக் கொம்புக் சிமிழில் பதனம் செய்வதே நல்லது.

அளவும், அனுபானமும்:

100 -200 மி.கி.தண்ணீருடன் கொடுக்கவும்.

தீரும் நோய்கள்

சகல விடங்களும் தீரும். அதாவது மருந்தை உட்கொள்ள வாந்தியும், பேதியும் ஆகி நஞ்சுகள் தீரும்.

குறிப்பு

இது ஒரு கடுமையான கழிச்சலுண்டாக்கி மற்றும் வாந்தியுண்டாக்கி ஆகும்.

பகுதி - 8
மெழுகு

இயல்

செய்முறையில் கூறப்பட்டுள்ள தூய்மை செய்யப்பட்ட மருந்துச் சரக்குகள், **"மெழுகு"** பதம் வரும் வரை அரைக்கப்பட்டோ அல்லது "மெழுகு" பதம் (Semi Solid in consistency and waxy like in appearance) வரும் வரை நன்கு சுருக்குக் கொடுக்கப்பட்டோ, நன்கு முடிந்த பின்னர் எடுத்து வைத்துக் கொள்ளப்படுகின்றன.

செய்முறை

இவற்றைத் தயாரிக்கப்படும் செய்முறையைக் கொண்டு இரண்டாகப் பிரிக்கலாம். அவைகள் முறையே 1. அரைப்பு மெழுகு மற்றும் 2. சுருக்கு மெழுகு என்பனவாம்.

1. அரைப்பு மெழுகின் செய்முறை

சில இரசக் கலப்புள்ள மருந்துகளைத் தனித்தோ, அல்லது அவற்றுடன் கடைச் சரக்குகளுடன் சேர்த்தோ, உப்பு வகைகளைத் தனித்தோ (அ) சில கடைச்சரக்குகளுடன் சேர்த்தோ கல்வத்தில் இட்டு, நன்கு பொடித்து, தேன் அல்லது சாறு வகைகளால் நன்கு அரைத்து மெழுகு பதத்தில் எடுத்துக் கொள்வதே இம்முறையின் செய்முறை.

உதாரணம்:

இடிவல்லாதி, இரச மெழுகு, இரசகந்தி மெழுகு, வான் மெழுகு போன்றன.

2. சுருக்கு மெழுகின் செய்முறை

சில இரசச்சரக்குகளையாவது, பாடாணங்களையாவது, சிலவகைத் தைலங்களினாலாவது அல்லது சில வகை மூலிகைச் சாறுகளினாலாவது சுருக்குக் கொடுத்து, அவைகள் இளகி மெழுகு பதமாகும்போது எடுத்து, குழிக் கல்லில் இட்டு பக்குவமாக அரைத்து எடுத்துக் கொள்வதே இம்முறையின் செய்முறை.

உதாரணம்:

நவ உப்பு மெழுகு, பஞ்ச சூத மெழுகு, கும்மட்டி மெழுகு போன்றன.

இம்மருந்துகளுக்கு, மெழுகு போன்ற தன்மை இவற்றுடன் சேர்க்கப்படும் எண்ணெய்கள், வெண்ணெய், நெய், தேன், மெழுகு

மற்றும் தாவரங்களின் பிசுபிசுப்பு சத்துப் பொருட்களாலேயே (mucilaginous content) ஏற்படுகின்றன.

பாதுகாப்பு முறை

இவற்றைத் தூய, ஈரப் பதமற்ற, காற்றுப் புகாத கண்ணாடிக் கொள்கலன்களில் பாதுகாத்து வைத்தல் வேண்டும்.

தேவைப்பட்டால், தற்காலத்தில் பழக்கத்தில் இருக்கும் பற்பசை நிரப்பி இருப்பது போன்ற, உலோகங்களால் செய்யப்படாத குழாய்களிலும் (collapsible & non metallic tubes) இவற்றை நிரப்பி வைக்கலாம்.

பொதுவாக, வெளி உபயோகத்திற்காத் தயாரிக்கப்படும் மெழுகுகளை மட்டுமே, இவ்வித குழாய்களில் அடைப்பது வழக்கம். இவற்றின் தெளிவான உபயோகத்தைத் தெரிவிப்பதற்காக, "புற உபயோகம்" அல்லது "உள் உபயோகம்" என்று கொள்கலன்களின் மீதே தெளிவாகக் குறிப்பிடப்படல் வேண்டும்.

காலக்கெடு

மேற்கூறியபடி முறையாகப் பாதுகாக்கப்பட்டால், இவைகள் ஐந்து ஆண்டுகள் வரை வன்மையுடன் இருக்கும்.

இனி சில மெழுகுகளின் செய்முறைகளைப் பற்றி அறிவோம்.

1. இடிவல்லாதி மெழுகு

நூல் ஆதாரம் : புலிப்பாணி - 500

தேவையான சரக்குகள்

1. சேராங்கொட்டை (சுத்தி செய்தது) : 300 கிராம்
2. எள் : 150 கிராம்
3. கொப்பரைத் தேங்காய் : 150 கிராம்
4. பறங்கிப் பட்டை : 30 கிராம்
5. நாட்டு அமுக்கரா வேர் : 30 கிராம்
6. சித்திர மூல வேர்ப்பட்டை : 30 கிராம்
7. கஸ்தூரி மஞ்சள் : 30 கிராம்
8. கருஞ்சீரகம் : 30 கிராம்
9. வாலுளுவை அரிசி : 30 கிராம்
10. குரோசாணி ஓமம் : 30 கிராம்
11. வெற்றிலைக் காம்பு : 30 கிராம்
12. கடுக்காய்த் தோல் : 30 கிராம்
13. திப்பிலி : 30 கிராம்
14. கோஷ்டம் : 30 கிராம்

15. சுத்தி செய்த இரசக் கற்பூரம் : 15 கிராம்
16. பனைவெல்லம் : 150கிராம்

செய்முறை

முதல் மூன்று சரக்குகளையும் கல்லுரலிலிட்டு, நன்கு இடித்துப் பின்னர், அதனுடன் மற்ற சரக்குகளை இடித்துச் சலித்தும், பூரத்தைத் தூள் செய்தும் சேர்த்துக் கடைசியாகப் பனை வெல்லத்தையும் சேர்த்து, எல்லாவற்றையும் மெழுகு போல் அரைத்து வைக்கவும் அல்லது பூண் இல்லா உலக்கையால் இடித்து வைக்கவும்.

அளவும் அனுபானமும்

200 மி.கி. முதல் 1கிராம் வரை, பனை வெல்லத்துடன், தினமும் இருவேளைகள் வீதம், நாற்பது நாட்களுக்குக் கொடுக்கவும்.

தீரும் நோய்கள்

எல்லாவித வாத நோய்கள், விரணம், எண் வகைக் குன்மம், அக்கினி வாய்வு, தொழு நோய், மேகம், படை, சிலைப்புண், கருமேகம், சூதக சூலை, அரையாப்பு, கிரந்தி, குஷ்டம், சூலை, வெள்ளை, சுக்கில வாய்வு, புண்மேகம் ஆகியன தீரும்.

பத்தியம்

- உப்பில்லாப் பத்தியம், இச்சாபாத்தியம். மீன் ஆகாது, வறுத்த உப்பு, தயிர்,
- மோர், நெய், அவரை, பாசிப்பயிறு, ஆரைக்கீரை, பொன்னாங்கண்ணிக்கீரை இவைகள் ஆகும்.
- விளக்கெண்ணெய் தேய்த்துத் தலை முழுகவும்.

குறிப்பு:

- இந்த மருந்தைத் தயாரித்த மூன்று மாதங்களுக்குப் பிறகுதான் உபயோகிக்க வேண்டும்.
- இது அரைப்பு மெழுகு வகையைச் சேர்ந்ததாகும்.

2. இரசகெந்தி மெழுகு

நூல் ஆதாரம் : புலிப்பாணி - 500

தேவையான சரக்குகள்:

1. சுத்தி செய்த இரசம் : 10 கிராம்
2. சுத்தி செய்த கந்தகம் : 10 கிராம்
3. சுத்தி செய்த இரசக் கற்பூரம் : 10 கிராம்
4. சுத்தி செய்த தாளகம் : 10 கிராம்
5. சுத்தி செய்த காந்தம் (ஊசிக் காந்தம்) : 10 கிராம்
6. சுத்தி செய்த துருசு : 10 கிராம்
7. சுத்தி செய்த துத்தம் : 10 கிராம்
8. சுத்தி செய்த மிருதார் சிங்கி : 10 கிராம்
9. சுக்கு : 10 கிராம்
10. ஓமம் : 10 கிராம்
11. மஞ்சள் : 10 கிராம்
12. வாய்விடங்கம் : 10 கிராம்
13. வசம்பு : 10 கிராம்
14. இலவங்கம் : 10 கிராம்
15. பறங்கிப்பட்டை : 10 கிராம்
16. சுத்தி செய்த சேராங்கொட்டை : 10 கிராம்
17. கடுக்காய்த் தோல் : 10 கிராம்
18. கருஞ்சீரகம் : 10 கிராம்
19. காட்டு சீரகம் : 10 கிராம்
20. சிறு தேக்கு : 10 கிராம்
21. தாளிச பத்திரி : 10 கிராம்
22. திராட்சை (உலர்ந்தது) : 10 கிராம்
23. திப்பிலி : 10 கிராம்
24. அரத்தை : 10 கிராம்
25. கோட்டம் : 10 கிராம்
26. வாலுளுவை அரிசி : 10 கிராம்
27. சோம்பு : 10 கிராம்
28. ஏலம் : 10 கிராம்
29. சாதிக்காய் : 10 கிராம்
30. மிளகு : 10 கிராம்
31. சீரகம் : 10 கிராம்
32. கார்போக அரிசி : 10 கிராம்
33. மாசிக்காய் : 10 கிராம்
34. திப்பிலிக்கட்டை : 10 கிராம்
35. பிரப்பன் கிழங்கு : 10 கிராம்

36.	எட்டிக் கொட்டை	: 10 கிராம்
37.	தேற்றான் விதை	: 10 கிராம்
38.	நீர்முள்ளி வித்து	: 10 கிராம்
39.	எள்ளு	: 10 கிராம்
40.	கொள்ளு	: 10 கிராம்
41.	கொப்பரைத் தேங்காய்	: 10 கிராம்
42.	சிறுசின்னி வேர்	: 10 கிராம்
43.	சங்கன் வேர்	: 10 கிராம்
44.	அமுக்கராக் கிழங்கு	: 10 கிராம்
45.	ஆகாயகருடன் கிழங்கு	: 10 கிராம்
46.	சித்திர மூல வேர்பட்டை	: 10 கிராம்
47.	கோழிமுட்டை (7 எண்ணம்)	: 10 கிராம்
48.	பனை வெல்லம்	: 400 கிராம்

செய்முறை

நெ.1 முதல் 8 வரையுள்ள சரக்குகளைக் கல்வத்தில் இட்டு பொடித்து வைக்கவும். நெ.9 முதல் 46 சரக்குகளையும் இடித்துச் சலித்து வைக்கவும். சூரணத்தையும் பொடித்த சரக்குகளையும் ஒன்று சேர்த்து, ஒரு பாத்திரத்தில் இட்டு, கோழி முட்டைகளை உடைத்து ஊற்றி, எல்லாவற்றையும் ஒன்றுபடக் கலந்து, உலர்த்தியபின், பனை வெல்லத்தைத் தண்ணீரில் கரைத்து, வடிகட்டி, பாகு செய்து, சூரணத்தில் விட்டுக் கிளறி, பிறகு உரலிலிட்டு பன்னிரண்டு மணி நேரம் நன்கு இடித்து மெழுகுப் பதத்தில் எடுத்து வைக்கவும். சிமிழில் பதனம் செய்வது நல்லது.

அளவும், அனுபானமும்

½ முதல் 1 கிராம், பனை வெல்லத்துடன், தினமும் இரு வேளைகள், தயிர் சாதம் சாப்பிட்ட பிறகு கொடுக்கவும், 40 நாட்களுக்கு உட்கொள்ளவும்.

தீரும் நோய்கள்

வெடிசூலை, மேகசூலை, இடிசூலை, புடைசூலை, துடிசூலை, வாத சூலை, கால் குடைச்சல், கரணை, விப்புருதி, கண்டமாலை, தொழுநோய், விஷநீர், குறை நோய்.

தமர்காயச் சிலந்தி, மார்புச் சிலந்தி, குறிப் புற்று, இடிப்புற்று, கன்னப்புற்று, சிலந்தி, ராசபிளவை, கண்பிளவை, தடிச்சிலந்தி, புடை சிலந்தி, சதை வளரும் கண்ணோய், பவுத்திரம், மூலம், நாசிப் பிளவை, மேகம் ஆகியன.

குறிப்பு

- தலை முழுகும் நாளின்போது, மருந்தை உட்கொள்ளக் கூடாது. பத்தியம் இல்லை.
- மருந்து செய்து முடித்தபின், 40 நாட்களுக்குப் பிறகே, இதனைப் பயன்படுத்த வேண்டும்.
- இது அரைப்பு மெழுகு வகையைச் சேர்ந்தது.

3. நந்தி மெழுகு (நந்தி மை)

நூல் ஆதாரம் : சித்த வைத்தியத் திரட்டு

தேவையான சரக்குகள்:

1. சுத்தி செய்த சேராங்கொட்டை : 1 கி.கி.
2. சுத்தி செய்த எட்டிக்கொட்டை : 315 கிராம்
3. பசுவின் நெய் : 1400 கிராம்
4. படிகாரம்/சீனாக்காரம் : 1120 கிராம்
5. பனைவெல்லம் : 2240 கிராம்
6. தேன் : 1400 கிராம்
7. பொன் நிமிளை பற்பம் : 53 கிராம்
8. கல்நார் பற்பம் : 53 கிராம்
9. கல்மத பற்பம் : 53 கிராம்
10. நண்டுக்கல் பற்பம் : 53 கிராம்
11. பச்சைக் கற்பூரம் : 53 கிராம்
12. குங்குமப்பூ : 53 கிராம்
13. கோரோசனை : 53 கிராம்
14. இரசச் செந்தூரம் : 140 கிராம்
15. சுக்கு : 35 கிராம்
16. மிளகு : 35 கிராம்
17. திப்பிலி : 35 கிராம்
18. ஏலரிசி : 35 கிராம்
19. சிறு தேக்கு : 35 கிராம்
20. தாளீசம் : 35 கிராம்
21. குரோசாணி ஓமம் : 35 கிராம்
22. வாய்விடங்கம் : 35 கிராம்
23. அதிவிடயம் : 35 கிராம்
24. ஜாதிக்காய் : 35 கிராம்
25. ஜாதிப்பத்திரி : 35 கிராம்
26. கருஞ்சீரகம் : 35 கிராம்
27. சீரகம் : 35 கிராம்

28.	இலவங்கம்	: 35 கிராம்
29.	செவ்வியம்	: 35 கிராம்
30.	காட்டு மிளகு	: 35 கிராம்
31.	சித்திர மூலம் (வேர்ப்பட்டை)	: 35 கிராம்
32.	திப்பிலிக் கட்டை	: 35 கிராம்
33.	கசகசா	: 35 கிராம்
34.	சோம்பு	: 35 கிராம்
35.	நேர்வாளம் (சுத்தி செய்தது)	: 35 கிராம்
36.	அரத்தை	: 35 கிராம்
37.	சடாமாஞ்சில்	: 35 கிராம்
38.	அக்கரகாரம்	: 35 கிராம்
39.	நாட்டு அமுக்கரா	: 35 கிராம்
40.	சுத்தி செய்த இரசச் செந்தூரம்	: 25 கிராம்
41.	சுத்தி செய்த பூநீறு	: 25 கிராம்
42.	சுத்தி செய்த மயில் துத்தம்	: 25 கிராம்
43.	சுத்தி செய்த பால் துத்தம்	: 25 கிராம்
44.	சுத்தி செய்த இரசம்	: 25 கிராம்
45.	சுத்தி செய்த பூரம்	: 25 கிராம்
46.	சுத்தி செய்த இலிங்கம்	: 25 கிராம்
47.	சுத்தி செய்த மனோசிலை	: 25 கிராம்
48.	சுத்தி செய்த கந்தகம்	: 25 கிராம்
49.	சுத்தி செய்த தாளகம்	: 25 கிராம்
50.	சுத்தி செய்த குதிரைப்பல் பாடாணம்	: 25 கிராம்
51.	சுத்தி செய்த வெள்ளைப் பாடாணம்	: 25 கிராம்
52.	சுத்தி செய்த கௌரிப் பாடாணம்	: 25 கிராம்
53.	அவுரிச் சாறு	: தேவையான அளவு

செய்முறை

நெ.1, 2 சரக்குகளை நெய்யில் வறுத்துப் பிரித்து கொட்டை வேறு, நெய் வேறாக வைக்கவும். படிகாரத்தைக் கல்வத்தில் இட்டு நன்றாக அரைத்துக் கொள்ளவும். பொன் நிமிளை முதல் நாட்டு அமுக்கரா வரையிலான இருபத்தி ஐந்து சரக்குகளையும் நன்றாக இடித்துச் சலித்து வைக்கவும். இரசச் செந்தூரம் முதல் பதிமூன்று சரக்குகளையும் கல்வத்தில் இட்டு தனித்தனியே பொடித்து ஒன்று சேர்த்து அவுரிச் சாற்றில் ஆறு மணிநேரம் நன்கு அரைத்து வில்லைகள் செய்யவும். வில்லைகள் உலர்ந்ததும், அவற்றை

அவுரிக் கல்வத்தில் வைத்து சாணிக் கவசம் செய்து உலா்ந்தபின் இலகு புடமிட்டெடுத்து வைக்கவும்.

பனை வெல்லத்தைப் பாகு வைத்து, எட்டிக் கொட்டையையும், சேராங்கொட்டையையும் அரைத்துக் கலந்து, பின் புடமிட்டு வைத்த பாடாணங்கள், பற்பங்கள், இடித்துச் சலித்து வைத்த சூரணங்கள், படிகாரம் முதலியவற்றை ஒன்று படக் கலந்து வைக்கவும். பிறகு நெய், தேன் கலந்து மெழுகு பதத்தில் கோரோசனை, குங்குமப்பூ, பச்சைக் கற்பூரம் இம் மூன்றையும் பொடித்துச் சேர்த்துப் பத்திரப்படுத்தவும்.

அளவும், அனுபானமும்

200-500 மி.கி. பனை வெல்லத்துடன், தினமும் இரண்டு வேளைகளுக்குக் கொடுக்கவும்.

மருந்து உட்கொள்ள வேண்டிய கால அளவு

நோயின் தரத்திற்கேற்ப 12-25-45 நாட்கள் (அ) 10-20-30-40 நாட்கள் வரை உட்கொள்ளவும்.

தீரும் நோய்கள்

வண்டுக் கடி, செய்யான் கடி, காட்டுத் தவளைக்கடி, பச்சோந்திக் கடி, நாட்பட்ட சூலை - 18, தொழு நோய் - 18, குன்மம் - 8 கரப்பான் - 18, அண்டபுற்று, அரையாப்பு, விப்புருதி, கண்டமாலை, கபால குட்டம், கிரந்தி - 18, நீர் அறுகல் - 18.

யானைத் தோல் குட்டம், வெண் குட்டம், மேகம் - 20, கால்பிடிப்பு, சோபை (ஊதல்), சுக்கில நோய், சுரோணித நோய், வாதப்பிடிப்பு, மங்கு, சொறி, செஞ் சொறி, தேகப் பெருவீக்கம், எலிக்கடி, ஈளை, இளைப்பு, காய்ச்சல், தலைவலி, சன்னி, கேவுகின்ற இளைப்பு, இருமல், வெளுப்பு (பாண்டு), சோபை (ஊதல்), பெருவயிறு, விடபாகம்.

முட்டல், முறுக்கல், இறுக்குதல், கட்டல், வலித்தல் ஆகிய குணங்களை உடைய பிளவை, மரத்தல், மடக்குதல், முடக்கல் ஆகிய குணங்களை உடைய தடிப்பு, பொறி சிதறல், விழி சிறுத்தல், அரணைக் கடி எரிச்சலோடு இரத்தம் சொரிகின்ற கொப்பளம் ஆகியன.

குறிப்பு

- பத்தியம் இல்லை.
- குளிர்ந்த நீரில் குளிக்கலாம். இம்மருந்தை உண்டு வருகையில், குமரித் தைலம், சந்தனாதித் தைலம், நெல்லிக்காய்த் தைலம், சணபகத் தைலம் ஆகிய தைலங்களைக் கொண்டு நான்கு நாளைக்கு ஒரு முறை தலைக்குத் தேய்த்துக் குளிக்கலாம்.
- அரசினர் புத்தகத்திற்கும், இதற்கும் சரக்குகளின் அளவு மற்றும் எண்ணிக்கையில் சற்று மாறுபாடுகள் இருப்பது போல் தோன்றினாலும். சரக்குகளில் சிலவற்றை நேரடியாக பற்பமாகவே செய்து சேர்ப்பதால் வித்தியாசம் இல்லை. இரு முறைகளும் சற்றேறக்குறைய ஒன்றே.
- இது அரைப்பு மெழுகு வகையைச் சார்ந்ததாகும்.

பகுதி - 9

பத்தியம்

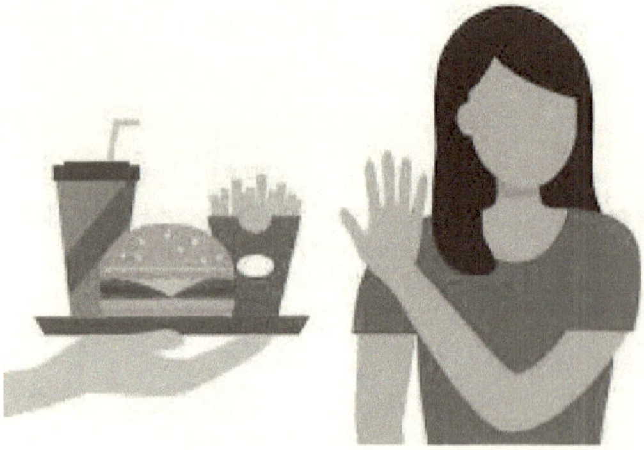

மருந்துண்ணும் காலங்களில் பிணியாளர்கள் கடைப்பிடிக்க வேண்டிய பத்தியங்கள், கடும் பத்தியங்கள், பழக்க வழக்கங்கள், தலைமுழுக்கு போன்றன பற்றியதொரு சிறு குறிப்பு:

சித்த மருத்துவத்தில் ஐம்பூதத் தத்துவக் கொள்கைப்படி, "உணவே மருந்து, மருந்தே உணவு" ஆகும். அதே போன்று, இயற்கையில் உலகில் நிறைந்துள்ள ஒவ்வொரு பொருட்களுக்கும் இடையில், நட்புத் தன்மையும், கூடவே பகைத் தன்மையும் தவறாமல் அமைந்துள்ளன.

இது மட்டுமின்றி சில வகை மருந்துகளைப் பிணியைப் போக்க உட்கொள்ளும்போது, அதனுடன் சேர்த்து உண்ணப்படும், சில வகை உணவுப் பொருட்களும், சிலவகைக் காய்கறிகளும், கனிகளும், சிலவகை ஊண் உணவுகளும், மேற்படி மருந்துகளுடன் வினை புரிந்து தீய விளைவுகளை பிணியாளர்களுக்கு ஏற்படுத்துகின்றன.

இதே போன்ற விளைவுகளை, மருந்துண்ணும் காலத்தில் கடைபிடிக்கப்படும் சில வகைப் பழக்க வழக்கங்களும் கூட உண்டு பண்ணுகின்றன.

மேற்கூறிய கருத்துக்களின் முக்கியத்துவத்தை உணர்ந்தே, பிணியாளர்களுக்கு சில வகை முக்கிய மருந்துகளை வழங்கும் முன் மருத்துவர்கள் எச்சரிக்கை நடவடிக்கைகளை அறிவுறுத்தி, பிணியாளர்களைக் கடைப்பிடிக்கச் செய்கின்றனர். அவை,

1. உணவுக் கட்டுப்பாடும்,
2. பழக்க வழக்கக் கட்டுப்பாடுமாகும்.

அதாவது மருந்தை உண்ணும் காலத்தில், கொள்ளக்கூடிய உணவு வகைகளும், தள்ள வேண்டிய உணவு வகைகளும், கைகொள்ள வேண்டிய நற்பழக்கங்களும், அறவே தள்ளி வைக்க வேண்டிய தீய பழக்கங்களும், "பத்தியம்" என்ற பெயரால் அறிவுறுத்தப்படுகின்றன.

சுருங்கக் கூறின், மருந்துண்ணும் காலத்திலும் மற்றும் எப்போதும், ஒவ்வாத உணவு வகைகளை நீக்குவதுடன், வாழ்க்கை முறையை ஒழுங்குபடுத்திக் கொள்வதும்தான் பத்தியமாம்.

"பத்தியத்தை விட்டாற் பிணி வகைகள் வித்தரிக்கும்
விட்டிட அவை விட்டாற் பறக்கும் வினை"

என்பது சித்தர் வாக்கு.

"மாறுபாடில்லா உணவு மறுத்துண்ணின்
ஊறுபாடில்லை உயிர்க்கு" என்பது தெய்வத் திருக்குறள்.

இப்பத்தியங்கள், வழங்கப்படும் மருந்துகளுக்கும், தீர வேண்டிய நோய்களுக்கு ஏற்பவும், பிணியாளர்களின் காலம், இருப்பிடத் தன்மை மற்றும் அமைதிச் சூழல், மருந்துண்ணும் காலம் போன்றவற்றுக்கும் ஏற்பவும் மாறுபாடுகின்றன.

உதாரணமாகச் சொல்வதானால் இரசம், பாடாணங்கள், உலோகங்கள், சில குறிப்பிட்ட வகை மூலிகைகள் போன்றன அடங்கிய மருந்து வகைகளைப் பிணியாளர்கள் உட்கொள்ளும் போது, சிற்சில வகை உணவுகளைப் பத்தியமாக உட்கொள்ளும் படி அவர்கள் பரிந்துரைக்கப் படுகிறார்கள்.

மருந்துக்கும், பிணிக்கும் தக்கவாறு, அவற்றுக்கு ஆகும் பொருள்கள், ஆகாப் பொருட்கள் என்பன உண்டு. இது போலவே உணவுப் பொருட்களிலும் காய்கறிகள், கனி வகைகள், ஊன் வகைகள் ஆகியவற்றிலும் சில உடலுக்கு ஆகும். சில உடலுக்கு ஆகா என்றும் கூறப்பட்டுள்ளன.

ஆகும் எனக்கூறிய பொருட்கள், நோயின் வன்மையைக் குறைக்க மருந்துக்குத் துணையாய் நிற்கின்றன. மேலும், தாமே ஓரளவுக்கு அந்நோயைக் குறைக்கின்றன. நோய்க்கான மருந்தைக் கேடுறச் செய்து முறிக்காது பார்த்துக் கொள்கின்றன. கொடுக்கப்படும் மருந்து அதிக வீரியமும், நச்சுத் தன்மையும் உடையதாக இருந்தால், அத்தன்மையைக் குறைக்கவும் செய்கின்றன.

இதுவரை கூறப்பட்ட காரணங்களுக்கு எதிரிடையான பொருட்கள், உடலுக்கு ஆகாதனவாம்.

இதன் அடிப்படையில்தான் சிற்சில வாத நோய்கள், சிற்சில காய்ச்சல்கள், சிற்சில தோல் நோய்களால் பாதிப்படைந்த பிணியாளர்களுக்கு, மிக நீண்டதொரு பட்டியலின் துணை கொண்டு, ஆகும் பொருட்களையும், ஆகாப் பொருட்களையும் அன்றும், இன்றும் பரிந்துரைக்கின்றனர்.

நம் நாட்டு மருத்துவ முறைகளின்படி, உணவும், மருந்தும் நமது அன்றாட ஒழுக்கம், வாழ்வு, சமுதாயச் சடங்குகள் போன்றவற்றுடன் தொடர்புள்ளனவாய் உள்ளன.

நமது உணவு வகைகளும், உணவு செய்முறைகளும், ஐம்பூத அமைப்பில் அறுசுவைகளின் அடிப்படையில் அமைந்தனவாம்.

நோய் நிலைகளில் கேட்டைக் கூட்டக் கூடியனவற்றை, மருந்துகளின் வன்மையினை குறைப்பனவற்றை நீக்கியும், இவைகட்கு மாறானவற்றைச் சேர்த்தும், பத்திய உணவு விதிகள் அமைக்கப்பட்டுள்ளன.

உதாரணமாகவும், சற்றே விவரித்தும் கூற வேண்டுமாயின், பின்வரும் உதாரணங்கள் மேற்கூறிய கருத்துக்களை விளக்குவனவாம்.

உணவுகளை ஆக்கும்போது 1.பருப்பு வகைகள் வாயுவைப் பெருக்குவதால், அதனை தணிக்கப் பெருங்காயமும், 2.வாளை மீன் வாயுவை உண்டாக்குவதால், அதனைப் போக்கப் பூண்டும், 3.இறைச்சிப் பொருட்களின் கவிச்சு நாற்றம் நீக்கப்பட வேண்டி, பெருஞ்சீரகமும், 4.முட்டை செரிக்காத தன்மையைக் கொண்டதால், அக்குறையைப் போக்க மிளகுத் தூளும், 5.கருணைக் கிழங்கிலுள்ள அமிலப் படிகங்கள் காரலையும், தினவையும், உண்டாக்குவதால், இவற்றை மாற்ற புளியும், அவற்றின் சமையலின்போது அவற்றுடன் சேர்த்து சமைக்கப்படுகின்றன.

இதனைப் போன்றே, இரச, கந்தக, பாடாணங்களைக் கொண்டு மருந்துகளைச் செய்யும்போதும், அவற்றைப் பயன்படுத்தும் போதும், அவற்றின் வீரியத்தைத் தணிக்க அவற்றுடன் பனை வெல்லம், பால், வெற்றிலை போன்றன சேர்க்கப்படுகின்றன.

வீரம், வெள்ளைப்பாடாணம் சேரும் மருந்துகளில், அனேகமாக அவைகளின் கேட்டை முறிப்பதற்காக மிளகு சேர்க்கப்படும்.

பொதுவாக மருந்துகளை உள்ளுக்குக் கொடுக்கும் காலத்தில், அகத்திக் கீரை, புகையிலை போன்ற பொருட்கள் மருந்துகளின் நற்தன்மையை மாற்றுவதனாலும், வீரியத்தைக் கெடுப்பதினாலும், அவைகளை, மருந்தை உண்ணும் காலத்தில் அறவே நீக்கிடல் வேண்டும்.

மேற்கூறிய கருத்துகளின் அடிப்படையில் 1.சோகை நோயில், உப்பானது நோய் குணமாவதைத் தடுப்பதுடன், நோயையும் அதிகரிக்கச் செய்வதாலும், 2.வாத நோய்களில் வாழைக்காய், வாதத்தை பெருக்கி நோயை வலுப்படுத்துவதாலும், 3.தோலைப் பற்றிய நோய்களில், மீன், கருவாடு, கத்தரிக்காய் போன்ற பொருட்கள், நோயை மிகுதிப்படுத்துவதுடன், கரப்பான் நோயை அதிகப்படுத்துவதாலும், அவைகள் அவ்விடங்களில், மருந்துண்ணும் காலங்களில் நீக்கப்படுகின்றன.

சேராங்கொட்டை, தாமிரம் கலந்த மருந்துகள், மிகுந்த சூட்டை உண்டாக்குவதால், அவற்றை உண்ணும்போது பாலினைப் போதிய அளவிற்கு அருந்தும்படி பிணியாளர்கள் அறிவுறுத்தப்படுகின்றனர்.

இவைகள் மட்டுமின்றி பெரும்பாலான சமயங்களில் மருந்தை உண்ணும் காலங்களில் போகம் (உடலுறவு), புகை, வெறிப்பொருட்கள் எனப்படும் லாகிரி வஸ்துக்கள் (Intoxicating Agents) ஆகியவை அறவே நீக்கப்பட வேண்டும் என்று வலியுறுத்தப்படுகின்றன.

பத்தியமாகக் கொள்ளக் கூடிய சிலவகை உணவுகள்

- மிளகு, சீரகம், மஞ்சள், துவரம் பருப்பு, சிறு பயறு, நாட்டுச் சர்க்கரை, கோதுமை, பசும்பால், மோர், நெய், காய்ந்து ஆறிய நீர்.
- முருங்கைப் பிஞ்சு, அவரைப் பிஞ்சு. கத்திரிப் பிஞ்சு, அத்திப்பிஞ்சு, புடலம் பிஞ்சு, வாழைப் பிஞ்சு, மாம்பிஞ்சு, கரு வாழை, கோவைக்காய், சுண்டை வற்றல், வெள்ளுள்ளி, எலுமிச்சம்பழம்.
- மணத்தக்காளி கீரை, கறிவேப்பிலை, பொன்னாங்கண்ணி, புளியாரைக்கீரை.
- வெள்ளாட்டு மாமிசம், மான், உடும்பு, காடை, கவுதாரி, ஊர்க்குருவி, விரால், குறவை, அயிரை, சுறா மீன்கள்.

பத்தியமாகக் கொள்ளக் கூடாத சிலவகை உணவுகள்

- கடுகு, நல்லெண்ணெய், கடலைப்பருப்பு, பயத்தம் பருப்பு, உள்ளிப்பூண்டு, கொள்ளு, பெருங்காயம், வெல்லம், புளி, காடி, புகையிலை, மாவுப் பண்டம், இளநீர், மோர், கலியாணப்பூசணி, பறங்கிக்காய், தேங்காய், மாங்காய், பலா, பாகற்காய், முதிர்ந்த அவரைக்காய், முதிர்ந்த கத்திரிக்காய்,

கொத்தவரை, சேம்பு, வள்ளிக்கிழங்கு வகைகள், காராமணி, அகத்தி, சிறுகீரை மற்றும் மாதுளை.

- கோழி, பன்றி, கொக்கு, மீன், கருவாடு ஆகியன.
- இவையன்றி பெண் போகமும், லாகிரி வஸ்துவும் (வெறிப்பொருட்கள்) ஆகியனவும் ஆகா.

கடும் பத்தியம்

சில வகை இரச, பாடாண, உலோகங்கள் கலந்த மருந்துகளை உட்கொள்ளும்போது, உணவிலிருந்து உப்பு அறவே நீக்கப்பட வேண்டும். இதற்கு "உப்பில்லாப் பத்தியம்" என்று பெயர். அங்ஙனம் உப்பை உணவிலிருந்து தவிர்க்க முடியாத சமயங்களில், நன்கு வறுத்தெடுத்த உப்பை சிறிதளவே உணவில் பயன்படத்திடல் வேண்டும். கூடுமான வரை உப்பைத் தவிர்த்திடுதல் வேண்டும்.

மருந்தை உண்டு முடித்தவுடன், உடனே உப்பை உணவில் சேர்க்கக் கூடாது. அதற்காக உப்புப் பத்தியத்தை முறைப்படி முறிக்க வேண்டும். அதற்கான முறை விளக்கம் கீழே தரப்படுகிறது.

குறிப்பிட்டதொரு மருந்தை எத்தனை நாட்களுக்கு உட்கொள்ளுகின்றோமோ, அதே நாட்களுக்கு மருந்தை அறவே உட்கொள்ளாமல் நிறுத்தி விட்டு. மறு பத்தியமாக வறுத்த உப்பு, சுட்ட புளி, கத்தரி, முருங்கைப் பிஞ்சு போன்றவைகள் சேர்ந்த உணவை உட்கொள்ள வேண்டும்.

சிலர் வறுத்த உப்பைச் சமையலில் கூட்டி, ஓமப் பால் அருந்திவிட்டு, பசு நெய் கொண்டு தலையில் தேய்த்து முழுகுவர்.

இவையெல்லாம் முடிந்த பின்னரே, வழக்கமாகப் பயன்படுத்தும் உப்பினை, பழையபடி உணவில் சேர்த்துக் கொள்ள வேண்டும்.

கடுகு பத்தியக் காலங்களில் அரிசியை புதிய மட்கலத்தில் உப்பின்றி சமைத்துண்ண வேண்டும். மேலும் இக்காலங்களில் உப்புநீர், புளிய மர நிழல், கடற்காற்று போன்றவை அறவே உடலில் படக்கூடாது.

இச்சா பத்தியம்

சில மருந்துகளை உட்கொள்ளும்போது, "இச்சா பத்தியம்" கடை பிடிக்கப்படல் வேண்டும் என்று அறிவுறுத்தப்படுவதுண்டு.

இச்சிக்கின்ற (விரும்புகின்ற) பொருட்களை விலக்க வேண்டும் என்றும், இச்சை (போகம்) விலக்கப்பட வேண்டும் என்றும் இச்சா பத்தியம் என்ற சொல்லுக்குப் பொருள் கொள்வர். இவைகளை

இச்சாபத்தியம் வலியுறுத்தப்படும் இடங்களில் அவசியம் கடைப்பிடித்தல் வேண்டும்.

“ ஆகிய போது மாதர் ஆசையா காதுண் டாகிற்
போகுமிவ் வவிழ்தநன்மை போகத்தை யதுவே மாட்டும்
தாகமுண்டாகும் கொண்டார் சன்னிதோ ஷங்க ளேறும்
நாகவன் மீகந் தேகம் நமனது முடிவுக் காமே.”

பழக்கங்கள்

பத்தியக் காலங்களில் பகல் தூக்கம் அறவே கூடாது. ஏனெனில், அதனால் ஏற்படும் வெப்பம் -சூரிய வெப்பம் - மருந்தின் வெப்பம் - பத்தியத்தின் வெப்பம் போன்றவை ஒன்று சேர்ந்து அளவிறந்த நோய்களை உண்டாக்கும். பெண் சேர்க்கையும் அக்காலங்களில் கூடாது.

மருந்தை உட்கொண்ட பின் உட்கொள்ள வேண்டியவை

மருந்தினை உண்ட பின் கொட்டைப் பாக்கு, சிறுநாகப்பூ, தேன், திராட்சைப் பழம், வெற்றிலைக் காம்பு, இலவங்கம், நெற்பொறி, பச்சைக் கற்பூரத் தூள், பச்சரிசி போன்ற பொருட்களை வாயில் இட்டுக் கொள்ளலாம்.

தலை முழுக்கு

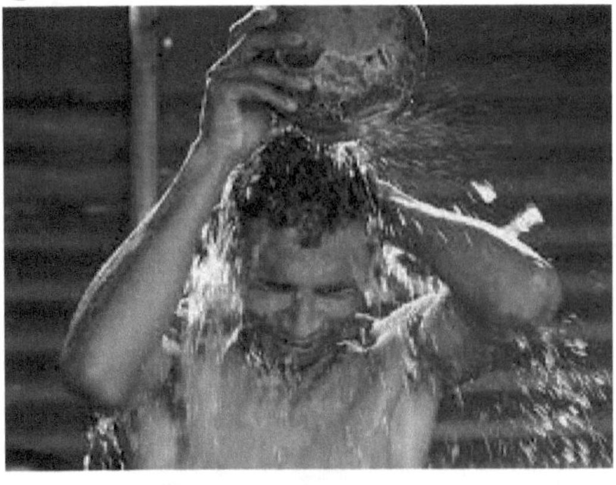

சிற்சில மருந்துகளை உட்கொள்ளும்போது உடல்கொதிப்படைந்து போகும் என்றும், அக்கொதிப்பினைத் தடுக்க தலை முழுக்கு செய்ய வேண்டும் என்றும் நூல்களில் வலியுறுத்தப்படுவதுண்டு. அது பற்றியதொரு சிறு குறிப்பு:-

உடலுக்கு மருந்தைக் கொடுத்து முடித்த பின்போ அல்லது சோதனை நாட்களிலோ, கஸ்தூரி மஞ்சள், மிளகு, வேப்பம் வித்து, கடுக்காய்த் தோல், நெல்லிப் பருப்பு ஆகிய ஐந்து சரக்குகளையும், காராம் பசுவின் பால் விட்டரைத்து, கொதிக்க வைத்து, ஆறிய பின் தலையில் தேய்த்து முழுகி வர உடல் அசதி, இளைப்பு ஆகியன ஏற்படா.

இதற்கு "பஞ்சகற்ப முழுக்கு அல்லது பஞ்ச கல்ப ஸ்நானம்"என்று பெயர்.

"மிருகமதம் பித்தமணி வேம்பு கடுநெல்லி
கருவானின் பாலரைத்துக் காய்ச்சி – சிரசிலிட
விங்கற்ப நோய்க்குமி டமின்றா எஞ்ஞான்றும்
ஐங்கற்ப மீதே அறி."

இதனை பதார்த்த குணசிந்தாமணி என்ற நூலின் வாயிலாக அறியலாம்.

தைல முழுக்கத்திற்கு சிகைக்காய், மணிப்புங்கு போன்றவற்றின் பொடிகளையும், பசு நெய் முழுக்கிற்கு பச்சைப் பயிற்றுத் தூளையும், பொதுவாக உடலைத் தேய்த்துக் குளிக்க உசில இலை அரைப்பையும், சொறி தினவு போன்ற அரிப்பு நிலைகளில், இலுப்பைப் புண்ணாக்கையும் அரைப்புத் திரவியமாகப் பயன்படுத்தித் தேய்த்துக் குளிக்கலாம்.

எண்ணெய் முழுக்கின்போது விலக்கப்பட வேண்டியவை

- வெண்பூசணி, பறங்கிக்காய், மா, தென்னங்காய், கீரைத் தண்டு மற்றும் பல்வேறு கீரைகள், அகத்தி, பாகல், கத்தரி, கொத்தவரை, எள், கொள்ளு, கடலை, புளி, தயிர், புகையிலை, மீன், கோழி போன்ற புலால் வகைகள், பகல் தூக்கம், வெயில், காற்று, பெண் போகம், புகைத்தல், வெறிப்பொருள் அருந்தல் போன்றவற்றை அறவே தவிர்க்க வேண்டும்.
- இவற்றைக் கடைப்பிடிக்கத் தவறினால், எண்ணெய் முழுக்கினால் கிடைக்கும் நற்பயன்கள் அற்றுப் போகும்.
- பொதுவாக வமனம், விரேசனம், கலிக்கம், எண்ணெய் முழுக்கு போன்ற முறைகளைத் தவறாது கடைபிடித்தால் நோய்கள் ஏற்படாது நிச்சயமாகத் தடுத்துக் கொள்ளலாம்.

பகுதி - 10

துணை மருந்து (Adjuvant/Vehicle)

இந்திய மருத்துவ முறைகளில், குறிப்பாகச் சித்த மருத்துவத்தில் தயாரித்த மருந்துகளை, பெரும்பாலும் பிணியாளர்களுக்கு அப்படியே தனித்து வழங்குவதில்லை.

மாறாக தண்ணீர், வெந்நீர், பால், தயிர், மோர், நெய், தேன், வெல்லம், இஞ்சிச் சாறு, பழச்சாறு, வாழைப்பழம், வெற்றிலை, பல்வேறு குடிநீர் வகைகள் (கஷாயங்கள்), சூரண வகைகள், இளக வகைகள் (லேகியங்கள்) போன்ற பல்வேறு விதமான பொருட்களை, முக்கிய மருந்துகளுடன், துணை மருந்தாகச் சேர்த்து வழங்குவது மருத்துவ வழக்கு.

இத்துணை மருந்துகளுக்கு "அனுபானம்" என்று பெயர்.

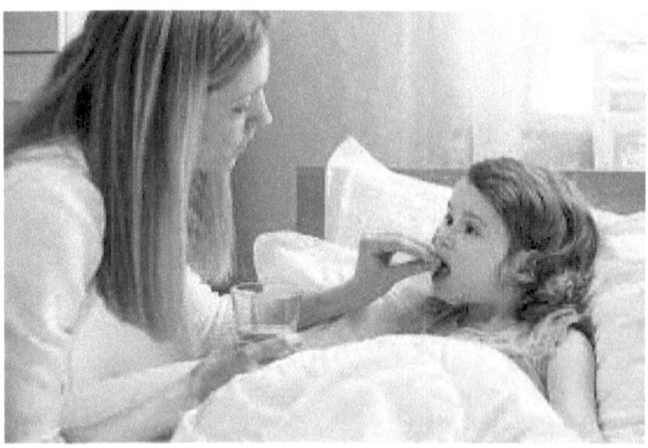

எனவே ஒரு குறிப்பிட்ட மருந்தை உட்கொள்வதற்கு அதற்குத் துணையாவதும் அம்மருந்தை உடலுக்குள் செலுத்துவதற்கு ஏதுவாவதும், மேற்படி முக்கிய மருந்துகளின் செயல் திறனையும், வீரியத்தையும் மேம்படுத்த உதவுவதும், மேற்படி முக்கிய மருந்துகளில் கைப்புச் சுவை, காரல், வாந்தி உண்டாக்கும் தன்மை போன்றவையிருப்பின் அவற்றைப் போக்கிடவும் வழங்கப்படும் மேற்கூறிய மருந்துகளுக்கு, துணை மருந்து/அனுபானம் என்று பெயர்.

இத்துணை மருந்துகள், வழங்கப்படுகின்ற மருந்துகளை உடலுக்குள் செலுத்துவதற்குத் துணையாக மட்டும் அமையாமல், அவைகளின் நோய் நீக்கும் மருத்துவச் செயலாற்றலை மேம்படுத்துவதுடன், அவற்றின் நச்சுத் தன்மையைக் குறைக்கவும் துணையாக அமைவதை அனுபவ ரீதியாக உணர முடிகின்றது.

அதேபோல் ஒரே மருந்து, கூட வழங்கப்படும் வெவ்வேறு அனுபானங்களின் தன்மைக்கேற்ப, வெவ்வேறு நோய்களின் மீது, வெவ்வேறு விதமாகச் செயலாற்றுவதையும் அனுபவத்தில் காணலாம். இதனாலேயே பழங்கால சித்த மருத்துவர்கள், சில கட்டு மருந்துகள், குரு மருந்துகள், செந்தூரங்கள் போன்ற சிலவகை மருந்துகளை மட்டுமே வைத்துக் கொண்டு, அனுபானங்களை மட்டும் மாற்றி, மாற்றி வழங்கி, பல்வேறு பிணிகளைப் போக்கியுள்ளனர்.

அனுபானமாக வழங்கப்படும் பொருட்கள், பெரும்பாலும் வழங்கப்படும் மருந்துகளைப் பொருத்தும், தீர வேண்டிய நோய்களுக்கு ஏற்பவுமே தீர்மானிக்கப்படும்.

எல்லா மருந்துகளையும், திரிகடுகுச் சூரணத்துடன் அனுபானித்து வழங்கலாம்.

பொதுவாகச் சுண்ணச் சத்து மருந்துகளைத் தேனில் கொடுப்பதில்லை. இப்படி இருந்த போதிலும், சிற்சில சமயங்களில் பற்ப, சுண்ணங்கள் தேனுடன் அனுபானிக்கப் படுகின்றன என்பதனைக் கவனத்தில் கொள்ள வேண்டும்.

ஆயுர்வேத மருத்துவத்திலும், தயாரித்த மருந்துகளைத் துணை மருந்துகளுடன் சேர்த்து வழங்குவது வழக்கத்தில் உள்ளது.

ஆயுர் வேதத்தில், துணை மருந்துகளை இரண்டு வகைகளாகப் பாகுபாடு செய்வர். அவைகள் முறையே 1.சஹபானம் மற்றும் 2 அனுபானம் எனப்படுவனவாம்.

தயாரித்த மருந்துகளுடன் சேர்த்து வழங்கப்படும் இவைகள், மருந்தை உள்ளே கொண்டு செலுத்தும் பணியைத் தவிர, வேறு எந்த மருத்துவப் பணியையும் ஆற்றா விடில், இவற்றை ஆயுர் வேத மருத்துவத்தில், சஹபானம் என்றழைப்பர்.

ஆனால், மருந்துகளை உள்ளே கொண்டு செலுத்தும் பணிகளுடன், இவைகள் மருந்தின் செயலாற்றும் திறனை மேம்படுத்தவோ, குறைக்கவோ ஏற்ற பணிகளை ஆற்றிடின், இவற்றை ஆயுர் வேதத்தில் அனுபானம் என்றழைப்பர்.

பகுதி - 11

மருந்துகள் உண்டாக்கும் கேடுகள்

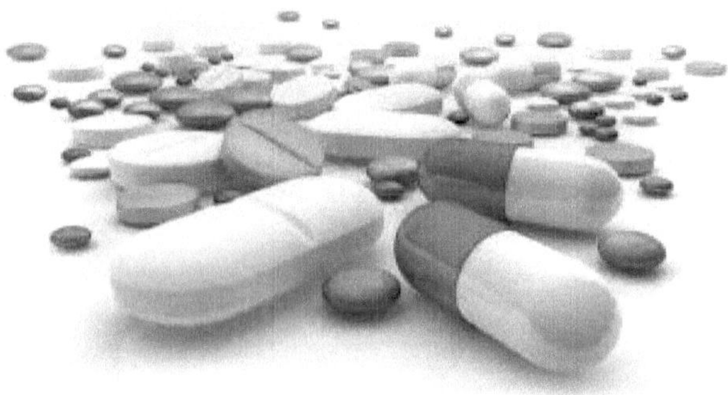

1. பல மருந்துகள், மருந்தின் அளவும், உட்கொள்ள வேண்டிய கால அளவும், அளவை மிஞ்சும் போதும்.
2. சில மருந்துகள் அவற்றின் ஒவ்வாத் தன்மையாலும்.
3. சில மருந்துகள் அவற்றின் இயற்கையான கேடுண்டாக்கும் தன்மையினாலும் அல்லது நச்சுத் தன்மையாலும், பல ஆபத்தான குறி குணங்களைப் பிணயளர்களுக்கு ஏற்படுத்துகின்றன.

முக்கியமாக உலோக, பாடாண மருந்துகள் நன்றாக முடியாவிட்டால் பல்வேறு விதமான கொடிய, தீய கேடுகளை உண்பவருக்கு உண்டாக்கி விடுகின்றன. பொதுவாக, உடலில் தடிப்பு, தினவு போன்றவைகளும், வாய் மழுமழுப்பு, வாய்ப்புண், ஈறு கறுத்தல், கழிச்சல் உண்டாகுதல், வாந்தியாதல், இரைத்தல், மயக்கம், மூர்ச்சை போன்ற பல்வேறு விதமான குறிகுணங்கள் மேற்கூறிய காரணங்களால் ஏற்படலாம். சிற்சில சமயங்களில் உயிரிழப்பும் கூட ஏற்படுவதுண்டு.

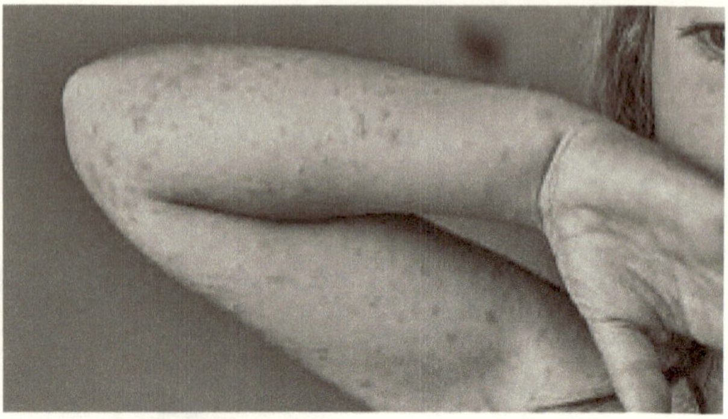

தோல் தடிப்பு மற்றும் தினவு

இவைகளைப் பற்றியும், இந்த நிலைகளை மாற்றும் முறைகளைப் பற்றியும், பொருட்களின் முறிவு பற்றியும் கூறப்படும் நூல்களில், இவைகளைப் பற்றிய விவரங்கள் ஏராளமாகக் காணக் கிடைக்கின்றன.

நச்சுப் பொருட்களை உட்கொண்ட காலத்திலாவது, நச்சுக் கடிகள் ஏற்பட்ட காலத்திலாவது, நஞ்சொடு தொடுபட்ட காலத்திலாவது, இடுமருந்து போன்றவைகளினால் பாதிப்பு ஏற்பட்ட போதாவது, மருந்துகள் அளவு, பத்தியம் முதலியன கிரமம் தவறி உட்கொண்ட காலத்திலாவது, ஒவ்வாமையினாலாவது, இது போன்ற பிற நிலைகளிலாவது ஏற்படும். தீக்குறிக் குணங்களை மாற்றுவதன் பொருட்டு கொடுக்கப்படும் மருந்துகள், "மாற்று மருந்து அல்லது முறிப்பு மருந்து" என்று சொல்லப்படும்.

பொதுவாக ஒவ்வொரு பொருளுக்கும் நேரிடையான, சிறப்பான முறிவுப் பொருளுண்டு. அல்லாமலும் பொது முறிவுப் பொருட்களாக அவுரி, மிளகு, அறுகு, நஞ்சறுப்பான், நிலம்புரண்டி போன்றவைகளும், கடி நஞ்சு பொது முறிவுக்கு சிறியா நங்கை போன்றவைகளும், விட முறிவுக்கு சிறப்பான மையான சோதிரிசித் தைலம் போன்ற மருந்துகளும் வழக்கத்தில் உண்டு.

தினவு, தடிப்பு, அளவுக்கு அதிகமான உணவு உண்டமை போன்றவை தீர, அருகம்புல் மற்றும் வெண் மிளகு கொண்டு கியாழமிட்டுத் தரலாம்.

வாய் பிடிக்கும் பச்சை வெட்டு போன்ற மருந்துகளுக்கு கருவேல், காய்ச்சுக் கட்டி போன்ற துவர்ப்பிகளும், சில நஞ்சுகளுக்கு அறுகு, அவுரி போன்றனவும் முறிவுப் பொருட்களாகப் பயன்படுகின்றன.

அனேகமாக எல்லா மருந்துகளின் பக்க விளைவுகளையும், அகத்தி, நிலம்புரண்டி, நஞ்சறுப்பான், அறுகம்புல், மிளகு, அவுரி, அடுப்புக் கரி போன்றவை மாற்றக் கூடியனவாய் உள்ளன.

நன்கு மடியாத உலோகங்கள் கலந்த மருந்துகளினால் உண்டாகும் சீர்கேட்டுக்கு, நன்கு முடிந்த அயபற்பமும், நன்கு மடியாத மற்றும் நன்கு முடியாத அப்பிரகத்தினால் உண்டாகும் பெருங்கேட்டுக்கு, நன்கு முடிந்த அப்பிரகப் பற்பமே முறிவுப் பொருளாகச் செயல்படுகின்றது.

மருந்தை உண்ணும்போது, ஒவ்வாமை அறிகுறிகள் தென்பட்டால், உடனே மருந்தை நிறுத்தி விட்டு மாற்று மருந்து அல்லது முறிவு மருந்தை உடனே கொடுத்தல் வேண்டும்.

முடிந்தவரை, ஒவ்வாமை நிலையை முன்னரே யூகித்து, கணித்தறிந்து வேண்டியவற்றை பொருத்தமாகச் செய்திடல் வேண்டும்.